YOGA
OP MAAT

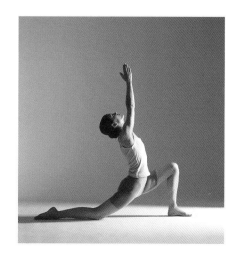

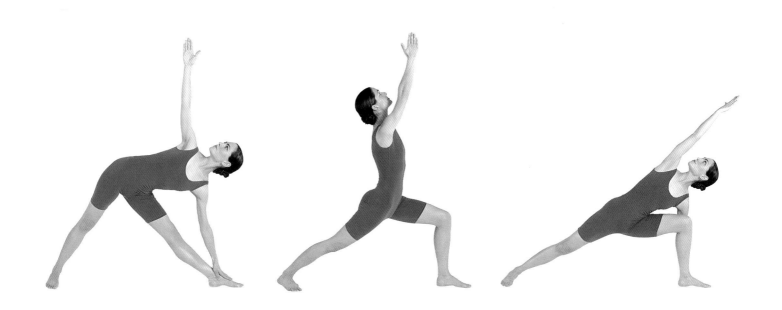

YOGA
OP MAAT

De weg naar innerlijke rust

TARA FRASER

Voor mijn moeder Suzannah, die me hiertoe heeft geïnspireerd.

Tara Fraser

De eerste druk is verschenen in het Verenigd Koninkrijk en Ierland in 2000 door
Duncan Baird Publishers Ltd.
Sixth Floor, Castle House
75-76 Wells Street
London W1P 3RE

Ontwikkeld, gecreëerd en ontworpen door Duncan Baird Publishers

Illustraties: Halli Verrinder
Modelfotografie: Matthew Ward
Fotografie voeding: Sian Irvine

ISBN 90 443 0166 7
NUGI 623/622
D/2001/8899/39

Druk: Imago, Singapore

Opmerking van de uitgever:
Voordat u enig advies of enige oefening in dit boek opvolgt, is het raadzaam eerst uw arts te
raadplegen, met name als u gezondheidsproblemen heeft of in speciale omstandigheden ver-
keert. De uitgevers, auteur en fotografen kunnen niet aansprakelijk worden gesteld voor enig
letsel of schade ontstaan als gevolg van de oefeningen in dit boek, of door het volgen van
enige therapeutische methode hierin beschreven of aangehaald.

'Er is geen grotere valstrik dan illusie, geen grotere kracht dan yoga, geen betere vriend dan kennis, geen grotere vijand dan trots.'

Gheranda Samhita

Inhoud

Hoe gebruik je dit boek?

Dit boek beschrijft op eenvoudige wijze de grondbeginselen van Hatha yoga (zie pagina 15). Als u voor het eerst met yoga kennismaakt, kunt u de stap-voor-stap uitleg en de foto's in hoofdstuk 4 en 5 gebruiken voor uw eerste yogatraining. Als u al een yogacursus volgt, geeft dit boek u achtergrondkennis en een handleiding hoe u de oefeningen thuis kunt doen.

Het boek bestaat uit acht hoofdstukken. Het eerste hoofdstuk geeft achtergrondinformatie over de principes van yoga en legt uit waarom yoga, hoewel het duizenden jaren oud is, nog net zo'n waardevolle invloed op ons leven kan hebben als het op wijsgeren in de oudheid had. U kunt yoga op heel veel aspecten van het leven toepassen — zelfs op wat u eet. Dit wordt samen met drinken en vasten behandeld in hoofdstuk twee. Hoofdstuk drie geeft u inzicht in het oefenen van houdingen, de *asana's*: Hoe vindt u een vorm van yoga en een cursus die bij u past? En hoe kunt u thuis yoga oefenen? Hoofdstuk vier en vijf geven u een gedetailleerde handleiding om houdingen en sessies te oefenen, terwijl hoofdstuk zes en zeven uitleggen hoe u uw yogatraining kunt verdiepen door middel van ademhalings- en meditatieoefeningen. Het laatste hoofdstuk laat zien hoe u met z'n tweeën yogahoudingen kunt oefenen.

Lees een hoofdstuk van begin tot eind goed door vóór u een van de houdingen, sessies, meditatie- of ademhalingsoefeningen gaat doen of gaat vasten, zodat u de nodige achtergrondinformatie en veiligheids-voorschriften leert kennen.

Als u de houdingen voor het eerst doet, is het prettig als een partner de instructies hardop voorleest — het kan nogal ongemakkelijk zijn om midden in een oefening naar het boek te moeten grijpen! Lees de instructies in ieder geval één keer goed door en kijk naar de houdingen op de foto's voor u begint. De foto's geven niet altijd voldoende informatie om op een juiste manier de houding aan te nemen en er alle voordelen van te verkrijgen.

De foto's die ik heb uitgezocht, demonstreren de houdingen zo duidelijk mogelijk. Alle modellen hebben jaren ervaring met yoga — wanhoop dus niet als uw houding niet direct gelijk is aan die van de modellen! Lees de tekst nauwkeurig door en richt uw aandacht op het gevoel dat u tijdens een houding krijgt in plaats van hoe de houding eruit ziet. Stap voor stap zult u vorderingen maken. Volg zo vaak u kunt lessen om uw techniek te controleren en nieuwe inspiratie op te doen.

Ik hoop dat dit boek u zal aanmoedigen, inspireren en prikkelen tot verdere uitdagingen, of u nu voor het eerst kennismaakt met yoga of al langer bezig bent.

Geniet van de oefeningen!

Inleiding

Mijn allereerste yogalessen kreeg ik als klein kind samen met mijn moeder in de jaren zeventig in Londen. Ik herinner me levendig het heerlijke gevoel bij het oefenen van diepe rugbuigingen, waardoor ik op een heel nieuwe manier leerde bewegen en rekken in die zonnige ruimte. Jaren later begon ik opnieuw met yoga toen ik ernstige rugklachten had en pijnstillers en reguliere methoden geen verbetering gaven. In plaats van diepe rugbuigingen, deed ik nu heel eenvoudige ademhalingsoefeningen om de pijn te verlichten. Mijn leraar en ik zaten rug aan rug en lieten de ademhaling gelijk gaan. Ik merkte hoe zwak en verdedigend mijn ademhaling was. Langzaam keerde het gevoel in mijn lichaam terug. Na jarenlang stijf te zijn geweest, smolt de spanning eindelijk uit me weg. Door geregeld kalme oefeningen te blijven doen, werd mijn rug sterker. En tegelijkertijd leerde ik over mijn lichaam en de verbindingen tussen het lichaam, de geest en ziel.

Toen ik yogaleraar werd, ging er een nieuwe wereld voor me open. Het was verbazingwekkend te zien hoe honderden verschillende lichamen houdingen en ademhalingsoefeningen deden. Ik werd me ervan bewust dat iedereen zijn eigen weg volgt met yoga. Er zijn geen twee mensen gelijk en zo verschillen ook alle yogatrainingen van elkaar.

Ik leerde meer en meer van mijn leraren en leerlingen. Ook toen ik zwanger werd, ging ik door met krachtige en gymnastische yogaoefeningen. Na de geboorte van mijn zoon begon ik met Vini yoga. De zachte en kalme benadering van de leraar had een ongelooflijk effect op me. Ik oefende nu kalmte en beheersing van de ademhaling en concentreerde me veel minder op gymnastische houdingen, waar ik (als moeder) absoluut de energie niet voor had. Opnieuw realiseerde ik me het belang van passende yogaoefeningen voor mijn hele leven, lichaam en geestesgesteldheid.

Nog later werd ik gefascineerd door de filosofie van yoga en begon ik de yogaprincipes in mijn leven nu pas echt toe te passen. De manier waarop mijn spirituele blik is veranderd, verbaast me soms (ik ben van nature sceptisch en helemaal niet gericht op de mystieke aspecten van het leven). Enthousiast begon ik aan een serieuze, spirituele training.

Ik hoop dat ik door het schrijven van dit boek wat van mijn enthousiasme en praktische tips voor het beoefenen van yoga kan overdragen. Yoga is een schitterend werktuig voor iedereen, jong of oud, gezond of ziek, man, vrouw of kind. Of u nu spirituele verlichting zoekt of alleen uw benen wilt strekken is niet belangrijk. Begin gewoon en u merkt vanzelf waar de reis u brengt.

Namaste

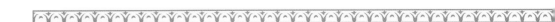

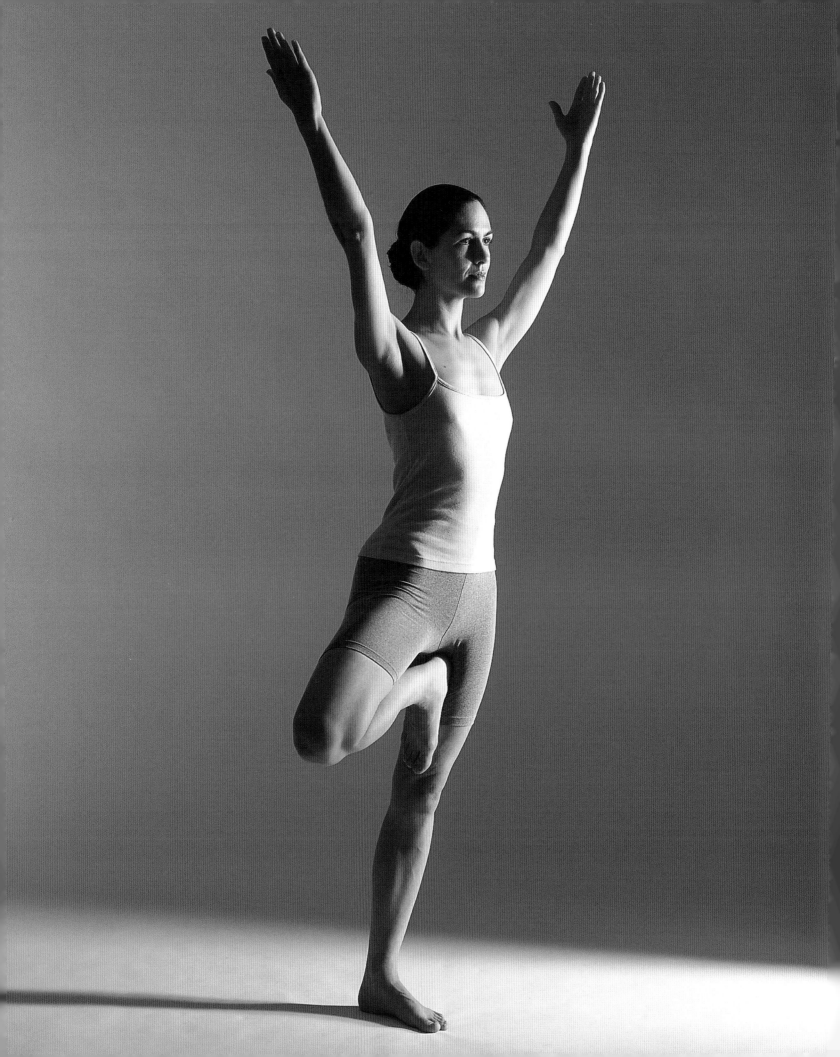

De kunst van eenheid

Yoga is eenheid van het lichamelijke, mentale en spirituele wezen. Het is niet alleen een lichamelijke oefening – het is een levenswijze. Hoewel de meeste mensen in het westen voor het eerst kennismaken met yoga door lessen die het lichaam helpen ontspannen en in harmonie met zichzelf te brengen, zult u al snel merken dat yoga ook de geest aanscherpt en u bewuster maakt van uw innerlijke energiestroom.

De holistische basisprincipes van yoga zijn het resultaat van duizenden jaren experimenteren en observeren door grote wijsgeren, verlichte goeroes en gewone mensen zoals u en ik.

Dit hoofdstuk belicht de beginselen en de filosofie van yoga, zoals die in de klassieke geschriften voorkomen: de zienswijze van yoga op de anatomie van het subtiele lichaam en het nut van yoga in het hedendaagse westen.

Wat is yoga?

Het woord *yoga* betekent samenbrengen of verenigen en verwijst naar de eenheid van een persoon met het universele bewustzijn (of 'het absolute'). In yogageschriften worden deze begrippen *atman* en *brahman* of *purusha* en *ishvara* genoemd. Yoga beschrijft de eenheid van lichaam, geest en ziel ook als een manier om de beperkingen van het ego te overschrijden en een staat van verlichting te bereiken.

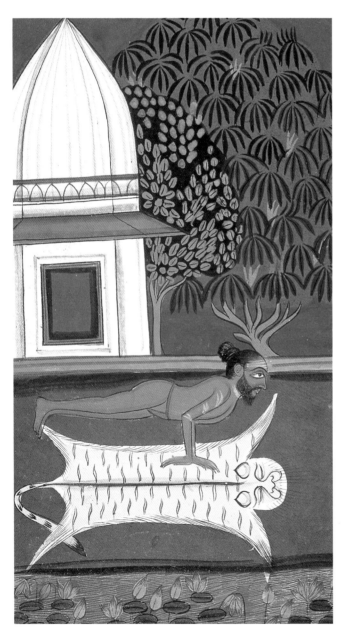

Het is onmogelijk vast te stellen hoe en wanneer yoga is ontstaan, maar het staat vast dat yoga al zo'n drieduizend jaar wordt beoefend. De oorsprong van yoga gaat terug tot de ingewikkelde en in elkaar verstrengelde stelsels van de Indiase filosofie die bekend staat als *Vedanta* (*veda* betekent kennis). Vedanta kent zes richtingen (of *darsanam*, wat spiegel betekent). Yoga is er een van.

De geschiedenis van yoga is heel uitgestrekt en uiteenlopend. Bepaalde aspecten van yoga zijn terug te brengen tot het boeddhisme en jaïnisme, maar yoga vindt vooral zijn oorsprong in de hindoecultuur. Yogageschriften zijn voornamelijk in het Sanskriet geschreven maar komen ook in het Tamil en enkele andere Indiase talen voor. Hoewel een aantal yogageschriften overeenkomen met hindoeteksten, zoals de *Upanishads* en de *Bhagavad Gita* (zie pagina 17), kan het beter beschreven worden als een spirituele methode dan als een religie. Yoga kan, maar hoeft niet, in een religieuze sfeer beoefend worden. In bepaalde takken van yoga is er ruimte voor beoefenaars om hun religie te koppelen aan de principes van yoga, zodat het heel goed mogelijk is een christelijke, joodse of hindoe-yogi te zijn. Maar yoga kan ook prima beoefend worden, zonder er een god bij te betrekken. Een man die aan yoga doet, wordt een yogi genoemd, een vrouw een yogini.

Er bestaan veel verschillende takken yoga en ze bewandelen allemaal een andere weg of een ander 'pad' naar het hetzelfde uiteindelijke doel: verlichting. Een aantal paden overlappen elkaar en, zoals met alle kennis die van leraar op leerling overgaat, verschillen hun methoden en gaan ze in elkaar over. Leraren zullen het uiteindelijke doel van yoga beschrijven als zelfbewustzijn, volmaaktheid, vrijheid, wijsheid, bewustwording of absorptie.

Dit achttiende-eeuwse Indiase schilderij beeldt een yogi af tijdens zijn asana (houding) training. Het oefenen van houdingen is een manier om yoga te beoefenen. Andere manieren zijn door middel van studie, meditatie, gebed, onzelfzuchtige daden en mantra's.

De zes stromingen van yoga die van oudsher in India worden beoefend, zijn duidelijk verdeeld in zes praktische methoden. Ze zijn als volgt:

Jnana yoga

Het pad van de wijsheid. Dit is het meest geschikt voor mensen met een intellectuele instelling. De beoefenaar gaat op zoek naar zijn werkelijke wezen door het opdoen van kennis – onwetendheid wordt gezien als een belemmering tot verlichting. Jnana yoga bestaat voornamelijk uit studie en meditatie.

Bhakti yoga

Dit is het pad van de devotie en zal vooral mensen aanspreken die zich tot gebeden aangetrokken voelen. De achterliggende gedachte van Bhakti yoga is dat we gaan lijken op de dingen die we liefhebben en aanbidden. Door een god of goeroe te aanbidden die verlichting heeft bereikt, zullen we zelf verlichting verwerven.

Karma yoga

Het pad van de daad, waarbij het doen van onzelfzuchtige daden centraal staat in het leven van de beoefenaar. De nadruk ligt vooral op het motief van de daad en niet zozeer op de grootte van de daad. Iemand die bijvoorbeeld iets uit liefde doet, is bezig met Karma yoga, maar iemand die voor een beloning werkt niet.

Mantra yoga

Dit is het pad van het heilige geluid. Zelfbewustzijn wordt ontwikkeld door herhaling – in stilte of hardop – van heilige geluiden, woorden of zinnen, de zogenoemde mantra's. Een yogi sluit zich voor alles af en richt zich alleen op de mantra. De heilige yogamantra is 'OM' (zie pagina 121).

Raja yoga

Dit is het koninklijke pad. De beoefenaar volgt een pad dat is opgebouwd uit acht stappen die naar verlichting leiden. De stappen omvatten het oefenen van houdingen, adembeheersing, meditatie en het afsluiten van de zintuigen. De acht bouwstenen van dit pad worden tot in detail beschreven in de yogateksten van de *Yoga Sutra's* (zie pagina 18, 19).

Hatha yoga

Hatha yoga is het pad van de lichaamsbeheersing en is eigenlijk een voorbereiding op het volgen van Raja yoga (waarvoor u veel lichamelijke kracht en adembeheersing nodig hebt). Van alle vormen van yoga wordt Hatha yoga in het westen het meest beoefend. Als westerse mensen het over yoga hebben, bedoelen ze over het algemeen Hatha yoga. Dit boek gaat over deze vorm van yoga.

Het woord 'Hatha' betekent 'krachtig'. Hoewel u dit woord niet direct met yoga in verband zou brengen, kunnen Hatha yogaoefeningen toch heel inspannend zijn. Ook de afzonderlijke lettergrepen van het woord 'Hatha' zijn vol betekenis: 'Ha' betekent 'zon' en 'Tha' 'maan'. Deze opvallende betekenis wijst op de eenheid van twee tegenpolen: heet met koud, het sterke met het zwakke en het mannelijke met vrouwelijke. Tegenovergestelde krachten in evenwicht brengen is een van de belangrijkste onderdelen van yoga.

Hatha yoga gebruikt een combinatie van lichaamshoudingen, ademhalingsoefeningen, reinigingsprocessen en geestelijke bewustwording van het fysieke lichaam en het subtiele lichaam (zie pagina 22) om u voor te bereiden op zelfbeschouwing en meditatie. Sommige houdingen vergen heel wat oefening, terwijl andere eenvoudig zijn. Het uiteindelijke doel van alle oefeningen is het bereiken van geestelijke verlichting of bevrijding, terwijl u in de werkelijke, fysieke wereld leeft.

De klassieke yogageschriften

Hoewel Hatha yoga oorspronkelijk mondeling werd overgeleverd, is er veel wijsheid opgeschreven in de vorm van dichtregels, kernachtige spreuken en praktische handleidingen. Een aantal van deze teksten komt voor in hindoegeschriften, terwijl andere eeuwenlang werden opgeschreven door Indiase goeroes en wijsgeren. Het resultaat is een rijkdom aan verschillende teksten die u kunnen inspireren, leiden en een schitterende bron van materiaal vormen voor een gedegen yogastudie.

De sleutelteksten waaromheen Hatha yoga (zie pagina 15) is opgebouwd, zijn de Yoga Sutra's geschreven door Patanjali (zie pagina 18). Andere belangrijke geschriften zijn *Goraksha Paddhati, Hathayoga Pradipika, Gheranda Samhita, Shiva Samhita,* de Bhagavad Gita en de Upanishads. Hoewel al deze yogageschriften oorspronkelijk in het Sanskriet zijn geschreven, zijn er over de hele wereld vertalingen verschenen, vaak voorzien van nauwkeurige bijschriften.

Yogageschriften worden algemeen gewaardeerd vanwege hun filosofische inzichten; ze zijn vaak geschreven in de vorm van kernachtige spreuken of als dialogen tussen leraar en leerling. Veel gedachten zijn nog net zo praktisch voor de moderne, westerse mens als ze honderden jaren geleden waren voor de mensen die toen yoga beoefenden. Een deel van de *Isha Upanishad* (zie rechts) luidt bijvoorbeeld: 'Geestelijke kennis en materiële kennis – beide zijn nodig. Streven naar het één ten koste van het andere leidt tot de ondergang.'

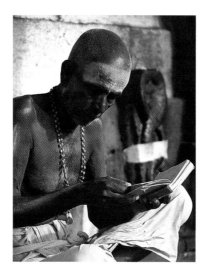

Uw persoonlijke yogatraining kan uitgebreid worden door meer kennis op te doen van de filosofie van yoga.

Goraksha Paddhati

Dit werk bestaat uit 202 verzen en beschrijft een pad van zes stappen dat de yogi moet volgen: houding, adembeheersing, het afsluiten van zintuigen, concentratie, meditatie en ten slotte extase. Dit pad komt overeen met het achtvoudige pad dat in Patanjai's *Yoga Sutra's* wordt beschreven. *Goraksha Paddhati* beschrijft ook de energiecentra van het lichaam en legt de nadruk op het belang van het herhalen van het heilige geluid om (zie pagina 121). Aan het einde van het geschrift wordt de beginnende yogi het volgende aangeraden: 'Mensen zouden dit werk van Goraksha moeten bestuderen. Vrij van alle zonde, bereiken ze volmaaktheid in yoga… hoe nuttig zijn andere geschriften?'

Hathayoga Pradipika

De titel van deze veertiende-eeuwse handleiding kan vertaald worden met 'Licht op Hatha yoga'. De *Hathayoga Pradipika* is het meest algemeen gebruikte boek met Hatha yogaoefeningen en combineert de lichamelijke oefeningen van Hatha yoga met het hogere, spirituele doel van Raja yoga (zie pagina 15). Het werk omvat beschrijvingen van zegels en sloten (*bandhas*) die kundalini-energie opwekken (zie pagina 22) en acht verschillende methoden voor adembeheersing.

Gheranda Samhita

Gheranda's samenvatting werd aan het eind van de zeventiende eeuw geschreven en beschrijft dertig houdingen en eenentwintig reinigingstechnieken voor het inwendige en uitwendige lichaam tot in detail. De tekst voorziet in methoden om gebit, tong, oren, neusvleugels, bijholten, slokdarm, darmen en maag te reinigen. Het geeft ook een opsomming van welke voedingsmiddelen in uw dieet horen en geeft raad op het gebied van eetgewoonten: 'De helft van de maag hoort met voedsel gevuld te zijn, een kwart met water en een kwart moet leeg blijven voor *pranayama*-oefeningen (adembeheersing).'

De Bhagavad Gita

De *Bhagavad Gita* (lied van god) is een gedicht dat deel uitmaakt van de *Mahabharata* (een van de grote heldendichten van de hindoes). Men schat dat de schrijver Vyasa het verhaal rond de zesde eeuw v.Ch. heeft geschreven. De tekst is een gesprek tussen prins Arjuna, de held, en de hindoegod Krishna, die wordt voorgesteld als Arjuna's vriend, leraar en berijder van zijn wagen. De Bhagavad Gita kan duidelijk in drie delen worden verdeeld. De eerste zes hoofdstukken beschrijven het pad van Karma yoga (het pad van de daad), de volgende zes behandelen Bhakti yoga (de yoga van de devotie) en de laatste zes hoofdstukken beschrijven Jnana yoga (de yoga van de wijsheid). Toch wordt het ideaal van de holistische yoga, Purnayoga, dat een samensmelting van deze drie vormen yoga is, op een prachtige manier door het hele werk heengeweven.

Upanishads

Het woord 'upanishad' betekent letterlijk 'naast zitten' en schept een beeld van een student die naast zijn goeroe zit om van hem te leren. De *Upanishads* zijn een verzameling van meer dan tweehonderd teksten die deel uitmaken van de oude hindoegeschriften, de *Veda's*. Men gelooft dat de *Veda's* bij het ontstaan van de wereld door god zijn onthuld en de fundamentele waarheid bevatten. Van de tweehonderd of meer teksten van de *Upanishads*, zijn er eenentwintig met de titel 'Yoga-Upanishads', maar alle teksten zijn in verband met yoga de moeite van het bestuderen waard. Sommige zijn meer dan drieduizend jaar oud, terwijl andere teksten in de twintigste eeuw zijn geschreven. De *Upanishads* gaan meer over het bovennatuurlijke dan dat ze praktische raad geven. Ze behandelen het denkbeeld van reïncarnatie, karma en het toepassen van yoga als een weg naar de bevrijding van het wezen (het doorbreken van de cyclus van leven en wedergeboorte).

De Mahabharata is een klassiek heldendicht van de hindoes, waar de Bhagavad Gita een deel van is, en het verklaart de filosofie achter yoga. Dit gedeelte laat een geïllustreerde pagina zien van Gujarat met de originele tekst in het Sanskriet.

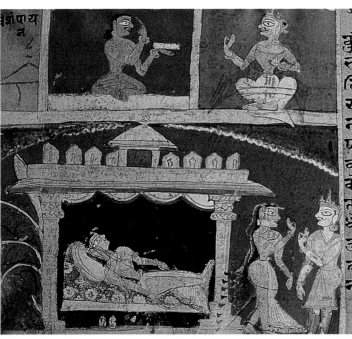

Patanjali's Yoga Sutra's

De tekst die de ontwikkeling van yoga waarschijnlijk het meest heeft beïnvloed, zijn de *Yoga Sutra's*, die men dateert tussen 200 v.Chr. en 200 n.Chr. Hoewel Patanjali's werk buitengewoon belangrijk is geweest, is en blijft de schrijver een raadsel – er is nauwelijks iets bekend over zijn leven. In de *Sutra's* beschrijft Patanjali nauwgezet acht stappen of 'ledematen' van het beoefenen van Raja yoga (zie pagina 15). De derde en vierde stap – houding (*asana*) en adembeheersing (*pranayama*) – vormen de basis van de tegenwoordige Hatha yogaoefeningen (zie pagina 15).

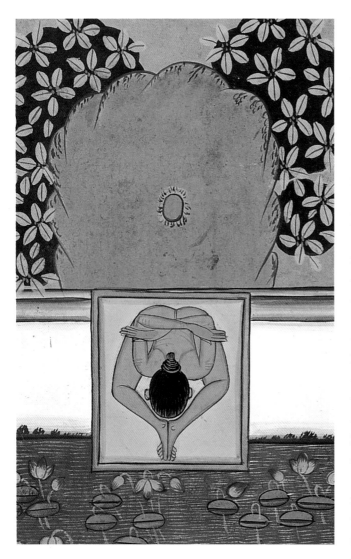

Dit figuur is genomen uit een achttiende-eeuws manuscript uit India en laat een yogi in de kleermakerhouding (baddha konasana) zien. Patanjali rangschikt asana als de derde stap van Raja yoga.

Patanjali's *Yoga Sutra's* bestaat uit 195 kernachtige spreuken, kleine goudmijnen van wijsheid die van oudsher door een leraar (goeroe) worden uitgelegd. Het woord 'sutra' betekent 'draad', waar we het woord 'sutur' met de betekenis 'hechten' van kunnen afleiden. De *Sutra's* binden een reeks filosofische denkbeelden samen die de weg naar zelfbewustwording vormen. Door kort en bondig te schrijven, legde Patanjali de kern van de betekenis vast in de *Sutra's* en vormde zo de leerling-leraar traditie. De Sutra's zijn compact genoeg om gemakkelijk te kunnen onthouden, opzeggen of om gezongen te kunnen worden (de traditionele manier om ze te leren) en zo diepgaand dat er uren over de betekenis ervan met een leraar kan worden geredeneerd. De exacte betekenis van iedere *Sutra* hangt af van de interpretatie en kan aangepast worden aan de omstandigheden van de leerling. Een leraar reikt de leerlingen de gedeelten aan van de *Sutra's* die ze moeten leren.

De *Sutra's* zijn in vier hoofdstukken verdeeld. Men zegt dat Patanjali elk hoofdstuk heeft geschreven met een van zijn vier volgelingen in gedachten. Doordat iedere volgeling een ander karakter en talenten had, verschillen de hoofdstukken in aanpak. De kern van de vier hoofdstukken kan eenvoudig weergegeven worden als: bespiegeling, methoden, uitzonderlijke gaven en sereniteit. Elk hoofdstuk kan apart als leermethode gebruikt worden of als onderdeel van een studie van alle *Sutra's*.

Het eerste hoofdstuk beschrijft yoga als geheel, noemt de moeilijkheden die we kunnen tegenkomen bij het beoefenen van yoga en vertelt hoe we deze kunnen overwinnen. Patanjali omschrijft yoga als 'de mogelijkheid om geestelijke activiteit te sturen en te behouden zonder afleiding' (*yogah citta-vrtti-nirodhah*).

Het tweede hoofdstuk legt uit welke eigenschappen er nodig zijn om de geest ergens sterk op te concentreren en de aandacht

DE ACHT STAPPEN VAN YOGA

In het tweede hoofdstuk van de *Yoga Sutra's* (Sutra 2.29) beschrijft Patanjali de acht stappen die yogabeoefenaars moeten volgen om het onderscheidingsvermogen en heldere bewustzijn te verkrijgen dat nodig is om een staat van verlichting te bereiken.
De acht stappen van yoga:

1. *Yama*: sociaal gedrag; het omvat geweldloosheid (*ahimsa*), waarheid (*satya*), niet stelen (*asteya*), matigheid in seks en alle andere dingen (*brahmacarya*) en geen hebzucht (*aparigraha*).
2. *Niyama*: individueel gedrag; het omvat zuiverheid of reinheid (*sauca*), tevredenheid (*santosa*), eenvoud (*tapas*), een studie van de geschriften (*svadhyaya*) en bewustzijn van en devotie voor het goddelijke (*isvarapranidhana*).
3. *Asana*: houding (zie de hoofdstukken 3-5).
4. *Pranayama*: adembeheersing (zie hoofdstuk 6).
5. *Pratyahara*: het terugtrekken van de zintuigen, wat inhoudt dat de zintuigen niet langer op de uiterlijke en lichamelijke wereld zijn gericht, maar op een innerlijke mentale, intellectuele en spirituele wereld, waardoor meditatie en concentratie gemakkelijker worden.
6. *Dharana*: concentratie.
7. *Dhyana*: meditatie (zie hoofdstuk 7).
8. *Samadhi*: dit is een staat van transcedente zelfbewustwording, het uiteindelijke doel van yoga.

Hoewel de *Yoga Sutra's* duizenden jaren geleden werden geschreven, vormen de acht stappen nog steeds een praktische leidraad voor ons in deze tijd. Patanjali's acht stappen hoeven niet in een vaste volgorde geoefend te worden. Het is ook niet nodig om eerst de ene stap af te ronden voor u naar de volgende kunt gaan. Velen beginnen met het oefenen van houdingen, dat u op weg helpt naar adembeheersing en concentratie. Dit kan weer leiden tot een dieper bewustzijn van ons sociale en individuele gedrag. Zo kunt u *yama*, *niyama*, *asana*, *pranayama* en meditatie tegelijkertijd oefenen of stap voor stap nemen. Alle stappen zijn inelkaar verweven draden of paden die tenslotte naar het uiteindelijke doel, *samadhi*, leiden.

Het bereiken van een staat van *samadhi*, betekent een intense concentratie, waarbij de geest zo scherp op een punt wordt gericht dat de beoefenaar volkomen een wordt met zichzelf en het punt van concentratie. Deze verrukkelijke geestesgesteldheid kunt u in het begin misschien niet lang volhouden, maar kan door geregelde oefening, vastgehouden en verder ontwikkeld worden, zodat u op ieder willekeurig moment deze staat van geest kunt bereiken.

vast te houden. Het derde hoofdstuk beschrijft de buitengewone werking van een geest die vrij is van alle afleiding; het vierde hoofdstuk bespreekt de mogelijkheden voor iemand met een uitzonderlijk geconcentreerde geest.

Obstakels op het yogapad
De Sutra's beschrijven ook negen obstakels (*antaraya*) die een yogatraining kunnen belemmeren of zelfs stoppen – deze zijn nog net zo up-to-date in onze tijd als ze waren toen Patanjali ze opschreef. Ze zijn: ziekte, een gebrek aan geestelijke inspanning, twijfelen aan uzelf, geen aandacht, luiheid of vermoeidheid, te grote toegeeflijkheid of genotzucht, verkeerde kennis en een verkeerd begrip, gebrek aan concentratie en gebrek aan doorzettingsvermogen.

Iemand die met deze obstakels te kampen krijgt, kan pijn lijden of te maken krijgen met wanhoop en depressie of onregelmatige ademhaling en een lichaam dat uit balans is. Patanjali geeft praktische, lichamelijke oplossingen om deze obstakels (en de symptomen die erdoor ontstaan) te overwinnen: *asana* om lichamelijk kracht en vitaliteit te ontwikkelen en *pranayama* om de geest te kalmeren.

De stroming van *prana*

Een van de centrale denkbeelden van yoga is *prana*, maar het concept *prana* uitleggen is bijna onmogelijk. De grote leraar B.K.S. Iyengar zei: '*Prana* is net zo moeilijk uit te leggen als god te verklaren is.' Een van de redenen waarom *prana* niet in woorden gevangen kan worden is dat *prana* niet tastbaar is. Het is een soort 'levenskracht', een universele stroom energie die ons – en alle andere levende wezens – in leven houdt. *Prana* verlaat het lichaam alleen als we sterven.

Prana is een beetje te vergelijken met elektrische stroom. Elektriciteit bestond lang voordat de mens het ontdekte. We kunnen het niet zien, ruiken of aanraken en toch heeft het grote invloed op ons dagelijkse leven. Zo heeft de westerse wetenschap *prana* nog niet 'ontdekt', maar toch merken degenen die yoga beoefenen haar sterke invloed. Het voorbeeld van elektriciteit kan ook op onze gezondheid worden toegepast. Net zoals een batterij die bijna leeg is een machine niet goed kan aandrijven, wordt een lichaam met weinig *prana* zwak en kwetsbaar voor ziekten.

Het idee van een ongrijpbare levenskracht die zich in alle levende wezens bevindt, wordt door veel culturen ondersteund. De Chinezen noemen de levenskracht *chi* en zeggen dat het door lichaamskanalen stroomt die meridianen (gelijk aan de Indiase *nadi's*; zie pagina 23) heten. De Japanners noemen het *ki* en zeggen dat het zich in de onderbuik bevindt.

Waar is *prana?*

Prana bevindt zich in ons lichaam en in de wereld om ons heen. Het komt voor in alle levensvormen, maar ook in de elementen water, lucht, aarde en vuur. We kunnen *prana* opnemen door eten, drinken en ademen, maar ook zonlicht, wind en regen kunnen *prana* afgeven. *Prana* is de vitale energie die het leven in stand houdt. De *Kanshitaki Upanishad* legt uit: 'Het leven is *prana*, *prana* is het leven. Zolang er *prana* in het lichaam is, is er leven.' De schitterende tekst van de *Prashna Upanishad* zegt dat wanneer *prana* het lichaam verlaat, ook ruimte, lucht, vuur, water, aarde, spraak, geest, gezichtsvermogen en gehoor het lichaam verlaten. Als de *prana* te-

Prana is een bijna onmerkbare vorm van energie die in het lichaam circuleert door kanalen die nadi's worden genoemd. Het komt ook buiten het lichaam voor: lucht, zonlicht, water en bomen bevatten een grote hoeveelheid prana.

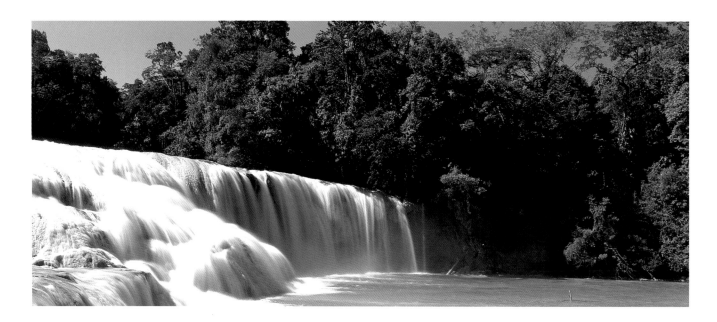

rugkeert, komen ook al deze dingen weer terug. 'Alles draait om het *prana*, als de spaken om de as van een wiel.'

Het subtiele lichaam

Om *prana* beter te kunnen begrijpen, is het belangrijk om vertrouwd te zijn met het yogabegrip 'het subtiele lichaam' (ook wel esoterische anatomie of het astrale lichaam genoemd), dat naast het fysieke lichaam bestaat en er nauw mee verbonden is. Het bestaat uit een netwerk van kanalen die *nadi's* worden genoemd. Door deze *nadi's* stroomt het *prana*. Op verschillende punten op de centrale *nadi* (die door het midden van het lichaam loopt) bevinden zich energiecentra die *chakra's* heten (zie pagina 24, 25). De centrale *nadi* heet *Sushumna* en aan het begin ervan rust

Kundalini – een soort sluimerende energie. Een van de doelen van een yogaoefening is om *Kundalini* langs de *Sushumna* omhoog te laten stijgen.

Een ander aspect van het subtiele lichaam is *agni*, dat vertaald kan worden met 'verterend vuur'. Deze vlam, die zich in het midden van het lichaam bevindt, verbrandt al het afval dat het tegenkomt, waardoor het lichaam gereinigd wordt en er een weg wordt vrijgemaakt voor een evenwichtige stroom *prana*. Om deze reden zijn omgekeerde houdingen, zoals de hoofdstand, heel belangrijk bij yoga: ze richten het vuur van *agni* recht omhoog om afvalstoffen, die *apana* genoemd worden (zie kader hieronder), te verbranden en te neutraliseren.

SOORTEN *PRANA*

De twee belangrijkste soorten *prana* heten *prana* en *apana*. *Prana* is actief als u inademt; *apana* werkt als u uitademt. *Apana* kan ook een andere betekenis hebben – het kan verwijzen naar de onderbuik en de verzameling van (geestelijke of lichamelijke) afvalstoffen in dit deel van het lichaam. *Apana* is ook de energie die u gebruikt om afvalstoffen kwijt te raken. Samengevat: *apana* is een kracht die u nodig heeft, maar die leidt tot een slechte gezondheid als u er teveel van heeft. Apana moet in evenwicht worden gehouden met voldoende *prana* om een goede uitwerking te kunnen hebben. Yogaoefeningen brengen evenwicht tussen het *prana* en *apana*.

Prana kan worden onderverdeeld in vijf soorten, die elk een bepaald deel van het lichaam beheersen.

- *Prana* circuleert in het gebied rondom het hart, stroomt omhoog en beheerst de ademhaling.
- *Apana* bevindt zich in de onderbuik, het stroomt naar beneden en beheerst de uitscheiding.
- *Samana* circuleert in het midden van het lichaam en heeft controle over de stofwisseling en het *agni* (verterend vuur).
- *Udana* bevindt zich in de keel en houdt verband met de spraak, het slikken en de slaap.
- *Vyana* stroomt door het hele lichaam en beïnvloedt het zenuwstelsel, de werking van de endocriene klieren en de bloedsomloop.

UDANA

PRANA

SAMANA

APANA

VYANA

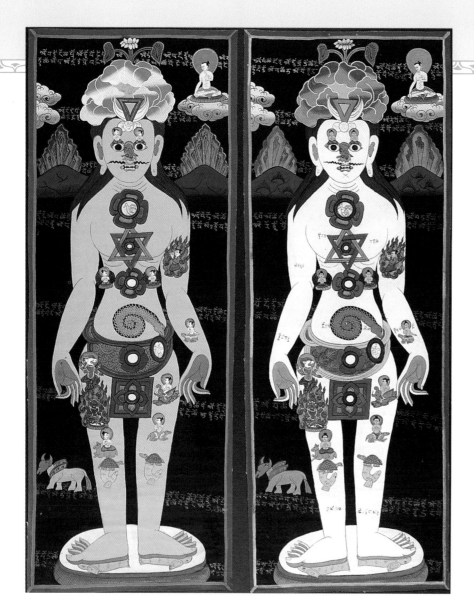

Deze Nepalese afbeeldingen laten niet alleen de chakra's zien, maar beelden ook de Kundalini of slangenkracht af. De opgerolde slang in de onderbuik stelt een energievorm voor die door yoga-oefeningen langs de centrale nadi omhooggebracht kan worden en zo verlichting brengt.

Waardoor wordt het *prana* verstoord?

Een evenwichtige stroom *prana* kan worden verstoord door slechte voedingsgewoonten, te veel alcohol, roken, een zittend leven en onvoldoende slaap. Het evenwicht kan ook worden verstoord door onbeheerste emoties, zoals woede, stress, spanningen, zorgen en hebzucht. Dit alles kan leiden tot moeheid, lusteloosheid, depressies of ziekte. Het toepassen van de yogaprincipes *yama* en *niyama* is dan heel nuttig. Ze leren de waarde van matigheid in alle dingen en het belang van zuiverheid en tevredenheid (zie pagina 18,19).

De stroom *prana* beïnvloeden

U kunt de stroom *prana* beïnvloeden door het oefenen van yogahoudingen, adembeheersing, concentratie en meditatie. Door verschillende methoden van adembeheersing te leren (zie hoofdstuk 6), kunt u de stroming van het *prana* verbeteren. Als u bijvoorbeeld uw adem inhoudt, dan komen het *prana* en *apana* (zie hieronder) samen en smelten tot een krachtig energiepunt. Geregelde ademhalingsoefeningen zullen uiteindelijk de slang Kundalini aan het eind van de Sushumna nadi (zie pagina 21) opwekken.

Prana kan ook in het lichaam opgesloten worden door een aantal sloten of *bandha's* te gebruiken. Dit houdt in dat een bepaalde spiergroep wordt opgetrokken en wordt vaak toegepast tijdens het oefenen van houdingen.

Prana en gezondheid

Het evenwicht en de stroom *prana* in het fysieke en subtiele lichaam heeft een rechtstreeks effect op onze gezondheid. Als de *nadi's* geblokkeerd zijn en de stroom van *prana* wordt gehinderd, heeft dit een verwoestend effect op onze gezondheid. Prana kan op verschillende manieren door het lichaam opgenomen worden, zoals door het voedsel, drinken en de ademhaling. Maar in plaats van de gezondheid te bevorderen door meer *prana* in het lichaam op te nemen, is het veel belangrijker ervoor te zorgen dat het bestaande *prana* goed kan circuleren. Een van de doelstellingen van yogaoefeningen is het vrijmaken van de stroom *prana* door het reinigen van de *nadi's*.

NADIS AND *KUNDALINI*

Nadi's zijn de kanalen die door het subtiele lichaam (zie pagina 22) lopen en waardoor het *prana* stroomt. Er zijn naar schatting zo'n 72.000 *nadi's*, waarvan er maar een paar benoemd zijn. Drie belangrijke *nadi's* zijn: de *Sushumna nadi*, *Ida nadi* en *Pingala nadi*.

De *Sushumna nadi* begint bij de basis van het lichaam, bij de *muladhara chakra* (zie pagina 25) en gaat in een rechte lijn naar de bovenste punt van het hoofd. De *Sushumna nadi* volgt dezelfde lijn als de ruggengraat in het fysieke lichaam. Men gelooft dat Sushumna het volmaakte pad is waarlangs het *prana* kan stromen, omdat de invloed ervan dan door het hele lichaam kan stromen zonder dat er vitale energie verloren gaat of wordt verspreid.

Aan beide zijden van de *Sushumna nadi* liggen de *Ida* en *Pingala nadi's*. Ze draaien als een dubbele spiraal rond de *Sushumna* en eindigen in de neusvleugels. De *Pingala nadi* begint aan de rechterkant van de *Sushumna* en eindigt in de rechterneusvleugel; de *Ida nadi* begint aan de linkerkant van de *Sushumna* en eindigt in de linkerneusvleugel. De *Ida* en *Pingala nadi's* zijn elkaars tegenovergestelde. De *Ida nadi* wordt geassocieerd met vrouwelijke eigenschappen en de koude energie van de maan. Dit kanaal loopt gelijk aan het parasympathische zenuwstelsel in het fysieke lichaam. De *Pingala nadi* wordt in verband gebracht met mannelijke eigenschappen en de warme energie van de zon – het kanaal komt overeen met het sympathische zenuwstelsel in

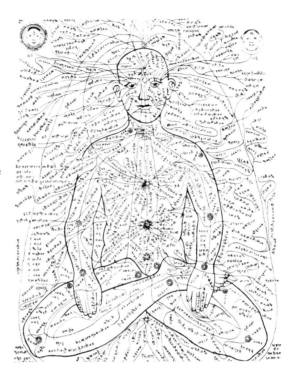

Het subtiele lichaam bevat duizenden nadi's, maar er zijn er maar veertien benoemd (hoewel er in sommige tradities over meerdere wordt gesproken). De belangrijkste nadi's zijn de Sushumna nadi en de Ida en Pingala nadi, die om de Sushumna heendraaien.

het fysieke lichaam. Een van de doelen van afwisselend door het ene en dan door het andere neusgat ademen (zie pagina 112) is het in evenwicht brengen van het *prana* dat door de Ida en Pingala nadi's stroomt.

Aan het einde van de *Sushumna nadi* ligt de *Kundalini,* een soort sluimerende energie. *Kundalini*-energie wordt afgebeeld door een slapende slang die om de *Sushumna*boom is gekronkeld en vaak de ingang van de *Sushumna nadi* met zijn bek omsluit. Yoga richt zich erop om de slapende slang op te wekken en langs de *Sushumna nadi* omhoog te stuwen, door de zes chakra's, (zie pagina 25) naar de bovenste *chakra* bovenop het hoofd (*sahasrara chakra*).

Bij iedere *chakra* die de *Kundalini* passeert, wordt een nieuw stadium van bewustzijn ervaren. Als de *Kundalini* de bovenste *chakra* (*sarashara*) bereikt, gelooft men dat de persoon het samadhi heeft bereikt: het uiterste stadium van meditatie waar iemands wezen werkelijkheid wordt zonder rekening te moeten houden met de beperkingen van de geest, het lichaam en het ego. Tijdens de reis naar de bovenste chakra kan de *Kundalini*-energie op drie verschillende punten blokkades – die *granti's* heten – tegenkomen. Dit zijn veiligheidsblokkades die ervoor zorgen dat de *Kundalini*-energie niet te snel of onbeheerst naar boven stijgt. De processen van Hatha yoga zijn gericht op het doorbreken van deze blokkades, zodat de Kundalini gelijkmatig naar zijn doel stijgen.

De energiecentra van het lichaam

Op bepaalde punten langs de middenlijn van het lichaam – van het einde van de ruggengraat tot de top van het hoofd – liggen energiecentra, die *chakra's* worden genoemd. Elke *chakra*, afgebeeld als een lotusbloem, heeft een heel eigen karakter en kan, onder andere, als een vorm, kleur en geluid beschreven worden. *Chakra's* worden ook in verband gebracht met bepaalde dieren, goden en godinnen. Yoga maakt ons sterker bewust van deze *chakra's*.

Net zoals het *prana* en de *nadi's* (zie pagina 20-23), is het niet gemakkelijk het begrip *chakra* te verenigen met het westerse begrip van de anatomie en de werking van het lichaam. De *chakra's* bevinden zich in het subtiele lichaam (zie pagina 21), maar zijn ook nauw verbonden met het fysieke lichaam en liggen op dezelfde plaats als de zenuwknopen in het ruggenmerg. In het subtiele lichaam liggen de *chakra's* op punten waar de drie belangrijkste *nadi's* – de *Pingala, Ida* en *Sushumna* – elkaar kruisen.

Lichtend wiel

Chakra's worden beschreven als een lichtend wiel. Het *prana* dat door de *nadi's* stroomt, begint te wervelen en vormt een helder verlichte cirkel op de *chakra*-punten. De *chakra's* van de meeste mensen zien eruit als kleine, zwakke cirkels, terwijl de *chakra's* van yogi's als helder en stralend worden beschreven. Hoewel *chakra's* een onderdeel van het subtiele lichaam zijn en niet zichtbaar zijn, kan yoga u heel gevoelig maken voor de energie die ze afgeven. De beste manier om de werking van *chakra's* werkelijk te begrijpen, is het zelf te ervaren door uw yogaoefeningen.

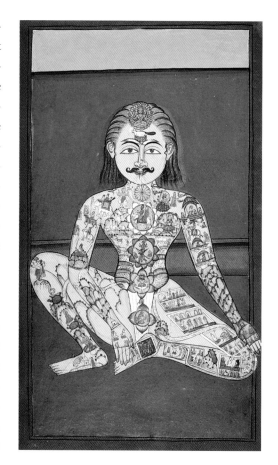

De chakra's lopen in een ruwe lijn die loopt van de bilnaad tot de punt van het hoofd. Het schilderij hierboven komt uit Nepal – afbeeldingen van verschillende tradities laten andere chakra's zien.

De invloed van yoga op chakra's

Als u krachtige, buigende en draaiende bewegingen maakt bij yoga, maakt u de weg vrij voor het *prana* in de *nadi's* en *chakra's*, zodat deze goed kan doorstromen. Een evenwichtige stroom *prana* die vrij door het lichaam kan bewegen, zal uw lichamelijke en emotionele gezondheid rechtstreeks ten goede komen. Door uw yogatraining zult u ook leren verbinding te leggen tussen uw fysieke lichaam en het subtiele lichaam zodat u uw bewustzijn van het ene naar het andere lichaam kunt verschuiven. U kunt zich tijdens yogaoefeningen op afzonderlijke *chakra's* concentreren en de kracht ervan vergroten.

Zoals op pagina 21 wordt beschreven, bevordert yoga het ontwaken van *Kundalini*-energie en stuwt het omhoog langs de centrale *nadi*, de *Sushumna*. Bij iedere *chakra* die de *Kundalini*-energie bereikt, ervaart de yogi een ander spirituele gesteldheid. Uiteindelijk bereikt de *Kundalini*-energie de hoogste *chakra* in het lichaam, waardoor de yogi in een staat van zelfbewustzijn en verlichting komt.

Volgens yogaleerstellingen kan de yogi speciale krachten die siddhi's worden genoemd, verkrijgen bij het bereiken van iedere *chakra*. De *siddhi* die bij de *ajna chakra* hoort, is bijvoorbeeld telepathie. In plaats van zich compleet op deze *siddhi's* te richten, laat een yogi ze over zich heen komen om een totaal zelfbewustzijn te bereiken.

Eigenschappen van chakra's

Elk *chakra* heeft unieke eigenschappen en wordt in verband gebracht met een lichaamsdeel (en een netwerk van zenuwen), een vorm, een element, een kleur, een mantra en een *siddhi* (speciale kracht). Zelfs het aantal bloembladen van de symbolische lotusbloem hoort bij een specifieke *chakra*. In de hindoe yogageschiedenis wordt elke *chakra* geassocieerd met bepaalde goden. Een aantal andere tradities schrijft edelstenen, sterrenbeelden en planten aan *chakra's* toe.

De manier waarop een *chakra* beschreven wordt, kan per geschrift of traditie enorm verschillen. De meerderheid van de yogageschriften geeft de voorkeur aan een systeem van zes *chakra's* en de *sahasrara* bovenaan (hoewel we de *sahasrara* hier als een *chakra* beschrijven is het eigenlijk het hoogste gedeelte van het hoofd waar we het lichamelijke bestaan ontstijgen). Maar het Tibetaanse boeddhisme kent bijvoorbeeld maar vijf *chakra's*. Andere yogageschriften noemen twaalf of meer *chakra's*, die worden afgebeeld door lotusbloemen met miljoenen en soms miljarden bloemblaadjes.

Chakra's en meditatie

Chakra's kunnen bij ontspannings- en meditatieoefeningen (zie pagina 116-123) gebruikt worden. Probeer de kleur en plaats in het lichaam van een bepaalde *chakra* voor u te zien. Stel u dan voor dat u bij elke inademing energie naar de *chakra* stuwt. Mediteren over een bepaald *chakra* kan specifieke voordelen hebben. Als u bijvoorbeeld mediteert over de muladhara, bevordert dit gezondheid en verminderen lichamelijke en emotionele spanningen (zie overzicht op pagina 26, 27).

U kunt ook mantra's gebruiken als u over een *chakra* mediteert. Elke *chakra* heeft een eigen mantra, de 'kiemmantra', en een mantra dat afgeleid is van de Sanskrietletters die op de bloemblaadjes van de symbolische lotusbloem staan.

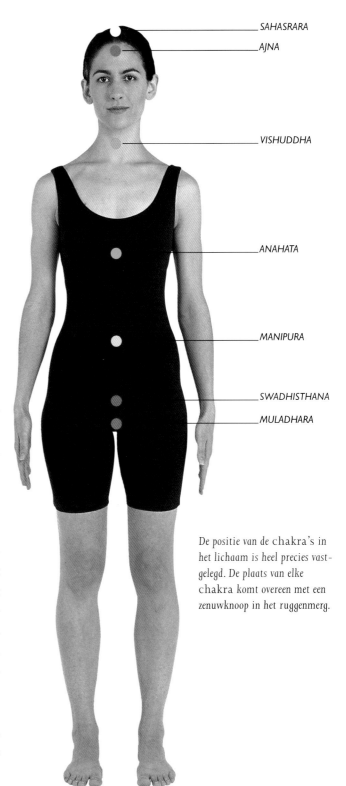

SAHASRARA
AJNA
VISHUDDHA
ANAHATA
MANIPURA
SWADHISTHANA
MULADHARA

De positie van de chakra's in het lichaam is heel precies vastgelegd. De plaats van elke chakra komt overeen met een zenuwknoop in het ruggenmerg.

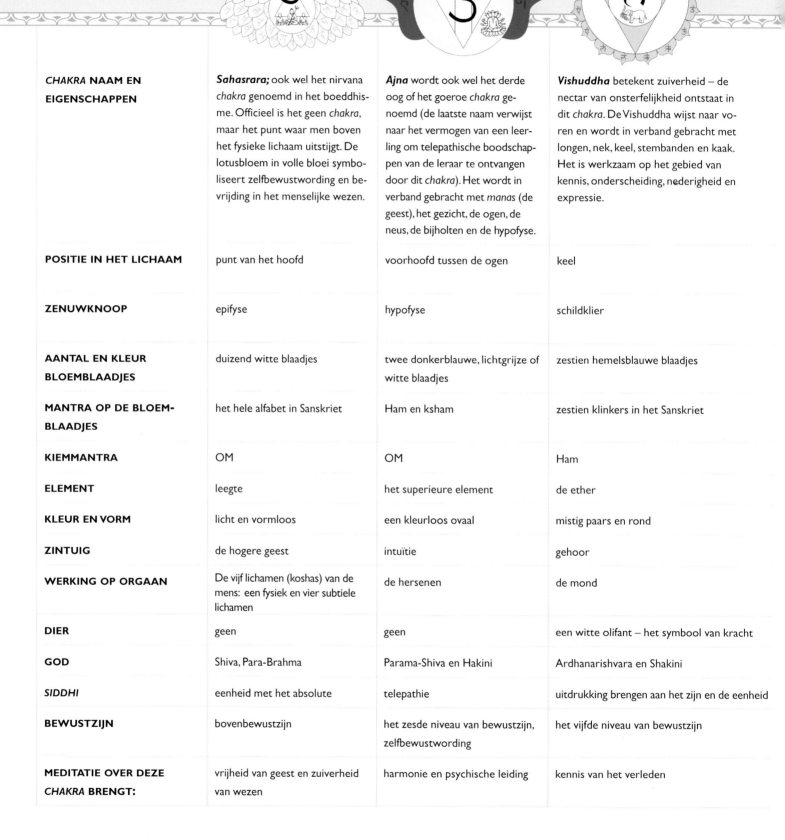

	Sahasrara; ook wel het nirvana *chakra* genoemd in het boeddhisme. Officieel is het geen *chakra*, maar het punt waar men boven het fysieke lichaam uitstijgt. De lotusbloem in volle bloei symboliseert zelfbewustwording en bevrijding in het menselijke wezen.	**Ajna** wordt ook wel het derde oog of het goeroe *chakra* genoemd (de laatste naam verwijst naar het vermogen van een leerling om telepathische boodschappen van de leraar te ontvangen door dit *chakra*). Het wordt in verband gebracht met *manas* (de geest), het gezicht, de ogen, de neus, de bijholten en de hypofyse.	**Vishuddha** betekent zuiverheid – de nectar van onsterfelijkheid ontstaat in dit *chakra*. De Vishuddha wijst naar voren en wordt in verband gebracht met longen, nek, keel, stembanden en kaak. Het is werkzaam op het gebied van kennis, onderscheiding, nederigheid en expressie.
CHAKRA NAAM EN EIGENSCHAPPEN			
POSITIE IN HET LICHAAM	punt van het hoofd	voorhoofd tussen de ogen	keel
ZENUWKNOOP	epifyse	hypofyse	schildklier
AANTAL EN KLEUR BLOEMBLAADJES	duizend witte blaadjes	twee donkerblauwe, lichtgrijze of witte blaadjes	zestien hemelsblauwe blaadjes
MANTRA OP DE BLOEMBLAADJES	het hele alfabet in Sanskriet	Ham en ksham	zestien klinkers in het Sanskriet
KIEMMANTRA	OM	OM	Ham
ELEMENT	leegte	het superieure element	de ether
KLEUR EN VORM	licht en vormloos	een kleurloos ovaal	mistig paars en rond
ZINTUIG	de hogere geest	intuïtie	gehoor
WERKING OP ORGAAN	De vijf lichamen (koshas) van de mens: een fysiek en vier subtiele lichamen	de hersenen	de mond
DIER	geen	geen	een witte olifant – het symbool van kracht
GOD	Shiva, Para-Brahma	Parama-Shiva en Hakini	Ardhanarishvara en Shakini
SIDDHI	eenheid met het absolute	telepathie	uitdrukking brengen aan het zijn en de eenheid
BEWUSTZIJN	bovenbewustzijn	het zesde niveau van bewustzijn, zelfbewustwording	het vijfde niveau van bewustzijn
MEDITATIE OVER DEZE CHAKRA BRENGT:	vrijheid van geest en zuiverheid van wezen	harmonie en psychische leiding	kennis van het verleden

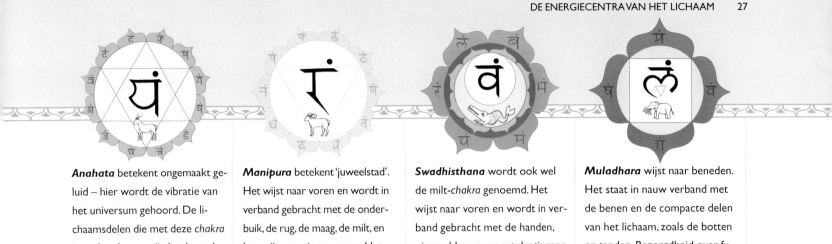

Anahata betekent ongemaakt geluid – hier wordt de vibratie van het universum gehoord. De lichaamsdelen die met deze *chakra* in verband staan, zijn het hart, de longen, de ribbenkast en de bovenrug. De *chakra* wijst naar voren: het beïnvloedt ambitie, hoop, liefde, medegevoel en devotie.	**Manipura** betekent 'juweelstad'. Het wijst naar voren en wordt in verband gebracht met de onderbuik, de rug, de maag, de milt, en het spijsverteringssysteem. Het beïnvloedt onsterfelijkheid, roem, wilskracht en zelfbeheersing. Het is op veel manieren de oorzaak van gevoelsmatige reacties.	**Swadhisthana** wordt ook wel de milt-*chakra* genoemd. Het wijst naar voren en wordt in verband gebracht met de handen, nieren, blaas en voortplantingsorganen.	**Muladhara** wijst naar beneden. Het staat in nauw verband met de benen en de compacte delen van het lichaam, zoals de botten en tanden. Bezorgdheid over fysiek overleven, met inbegrip van voedsel, onderdak, veiligheid en geld, kunnen in dit gebied huizen.
achter of op het hart	navel	ruggenmerg, achter de geslachtsorganen	bilnaad, tussen de anus en de geslachtsorganen
thymus	bij de bijnieren (solar plexus)	lumbosacrale knooppunt	verbinding tussen het stuitbeen en de ruggengraat
twaalf groene of blauwe blaadjes	tien gele blaadjes	zes oranje blaadjes	vier rode blaadjes
Ka tot ttha	dam, dham, nam, tam, tham, dam, dham, nam, pam, pham	bam, bham, mam, yam, ram, lam	vam, sham, kham, sam
Yam	ram	vam	lam
lucht	vuur	water	aarde
mistig/onzichtbaar, een zeskantige ster	vermiljoen, een driehoek	een witte wassende maan	een geel vierkant
tastzin	gezichtsvermogen	smaak	reuk
handen	voeten	geslachtsorganen	anus
antilope – het symbool van snelheid	ram – het symbool van vurige energie	krokodil – het symbool van vruchtbaarheid	olifant – het symbool van kracht
Isha en Kakini	Rudra en Lakini	Vishnu en Rakini	Brahma en Dakini
eenheid van bewustzijn	geïnspireerde leringen	kracht van spreken	kracht van spreken
vierde bewustzijnsniveau – verlangen en liefde die boven het wezen uitstijgen	derde niveau van bewustwording	tweede niveau van bewustwording, voortbrengen van het zijn	eerste niveau van bewustwording, lichamelijk
het spirituele en goddelijke bereiken	uitstijgen boven lichamelijke verlangens	loslaten van sensueel genot en het ego	gezondheid, ontspanning van het fysieke lichaam en de geest

Yoga nu

Hoewel yoga oorspronkelijk uit het oude India komt, zijn de methoden en doelstellingen van yoga universeel. Ze zijn afhankelijk van de persoon en niet van een bepaalde achtergrond, geloof of godheid. Yoga heeft een belangrijke invloed gekregen op het leven van veel moderne westerse mensen, soms als een manier om hun gezondheid te verbeteren en het lichaam vitaler te maken, maar vaak ook als een middel tot persoonlijke en geestelijke ontwikkeling.

Waar is yoga voor?

Sinds het ontstaan van yoga is de menselijke natuur maar heel weinig veranderd. We houden ons met dezelfde zaken bezig die de mensen duizenden jaren geleden ook bezig hielden en we hebben nog steeds dezelfde vragen over de zin van het leven. In het oosten en westen verschaften religie, bijgeloof en wetenschap eeuwenlang de antwoorden op zulke vragen. In de eenentwintigste eeuw is in het geïndustrialiseerde westen het geloof in religie afgenomen en voelen veel mensen zich 'verlaten' door religie en zijn ontevreden met de antwoorden van de wetenschap. Yoga is een methode zonder godsdienst die toch onze geestelijke behoeften kan bevredigen. Het is zoals Swami Satyananda Saraswati zei: 'Yoga is niet een mythe uit de oudheid die in vergetelheid is geraakt. Het is het meest waardevolle erfstuk van nu. Het is de essentiële noodzaak van vandaag en de cultuur van morgen.'

YOGA VOOR KINDEREN

In India beginnen kinderen al op vier- of vijfjarige leeftijd met yoga. De voordelen van een verbeterde gezondheid, vitaliteit en concentratie zijn overvloedig en heel wat vooruitstrevende scholen in het westen geven nu ook yoga. Het geeft kinderen zelfvertrouwen, onafhankelijkheid en innerlijke kracht. Dit blijkt uit een algemene verbetering van de schoolprestaties en, nog belangrijker, uit het vermogen om te gaan met stresssituaties, zoals examens. De ethische principes *yama* en *niyama* (zie pagina 18, 19) kunnen een morele structuur geven aan het leven van een kind uit iedere cultuur en met alle religieuze achtergronden.

Hatha yoga is zo opgebouwd dat het begint met de basis van ons bestaan: het fysieke lichaam. Het is niet belangrijk welke conditie het lichaam heeft als u begint met de oefeningen: het bezit van een lichaam is voldoende om yoga te kunnen doen.

Het lichamelijke uitgangspunt van Hatha yoga is in feite prima geschikt voor de moderne, westerse mens. Steeds meer mensen gebruiken hun lichaam onvoldoende of misbruiken het door hun levensstijl. Veel mensen hebben regelmatig last van rug- of gewrichtspijn en veel aspecten van dit moderne leven, zoals lange autoritten maken, televisie kijken of achter de computer zitten, belasten het lichaam meer dan het aankan. De soepelheid en gevoeligheid die we als kinderen hadden, gaan verloren, doordat we ons lichaam geleidelijk aan afsluiten voor het natuurlijke bewustzijn van ons lichaam. Als we pijn voelen of problemen hebben, vragen we ons nauwelijks af wat de achterliggende oorzaak zou kunnen zijn.

De versterkende, zuiverende en vitaliserende yogaoefeningen kunnen u een beter bewustzijn van uzelf teruggeven. Als u eenmaal een fysiek bewustzijn heeft ontwikkelt, heeft Hatha yoga tot doel om ook hogere bewustzijnsniveaus te ontwikkelen. Hatha yoga ontwikkelt vooral kracht, een groter concentratievermogen en zuiverheid in het lichaam, zodat het makkelijker wordt om een hoger bewustzijnsniveau te bereiken. Hierin verschillen yogaoefeningen ook van bijvoorbeeld gymnastiek of de Pilates-methode (een serie gecontroleerde oefeningen).

De voordelen van yoga

Yoga richt zich op fysieke, emotionele en uiteindelijk op geestelijke vooruitgang. Al in het begin zult u een aantal voordelen, zoals toegenomen soepelheid, merken. Andere vorderingen zullen pas na langere tijd merkbaar worden als u zich meer en meer bewust wordt van uw geest en lichaam.

De lichamelijke voordelen van yoga zijn onder andere meer kracht, soepelheid en uithoudingsvermogen. In tegenstelling tot veel sporten en fitnessoefeningen, heeft yoga invloed op alle spieren van het lichaam en worden bepaalde spiergroepen niet overbelast waardoor uitputtingsblessures kunnen ontstaan. U zult uw evenwichtsvermogen, houding, behendigheid en sierlijkheid verbeteren. Yoga reinigt ook de inwendige organen, brengt ze in balans en bevordert lichaamsprocessen, zoals de spijsvertering.

Als u zich richt op het beheersen van verschillende ademhalingstechnieken zult u beter, dieper en vollediger ademhalen. Hierdoor wordt uw geest helder en kalm, waardoor u zich weer beter kunt concentreren, alerter bent en beter zult slapen. U zult ook merken dat yoga invloed heeft op uw emoties: bezorgdheid, spanningen en stemmingswisselingen worden minder.

Yoga kan bepaalde symptomen en kwalen genezen of verlichten, zoals het premenstrueel syndroom, hoofdpijn, rugpijn, stress, slapeloosheid, astma en het prikkelbaardarmsyndroom. Onder leiding van een goed opgeleide leraar kan yoga u helpen om te gaan met of te herstellen van ernstiger aandoeningen, zoals kanker, het hiv-virus, artritis, multiple sclerose en andere degeneratieziekten.

Yoga is een heilzame methode voor iedereen, ongeacht leeftijd, ervaring of achtergrond. Deze kinderen uit de Indiase staat Assam volgen yogalessen op school.

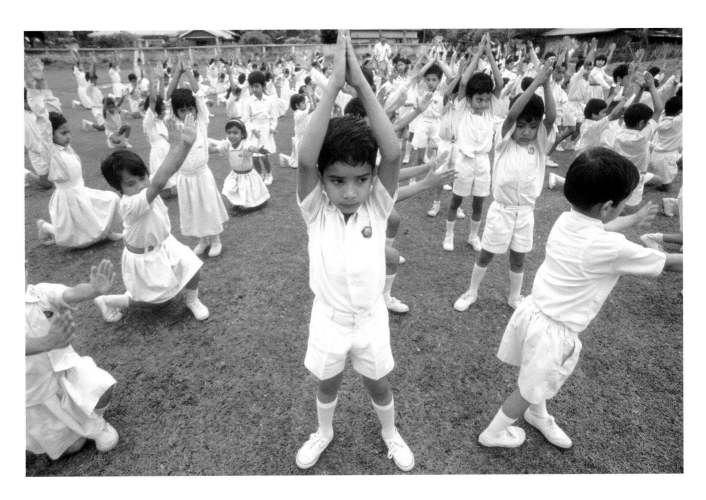

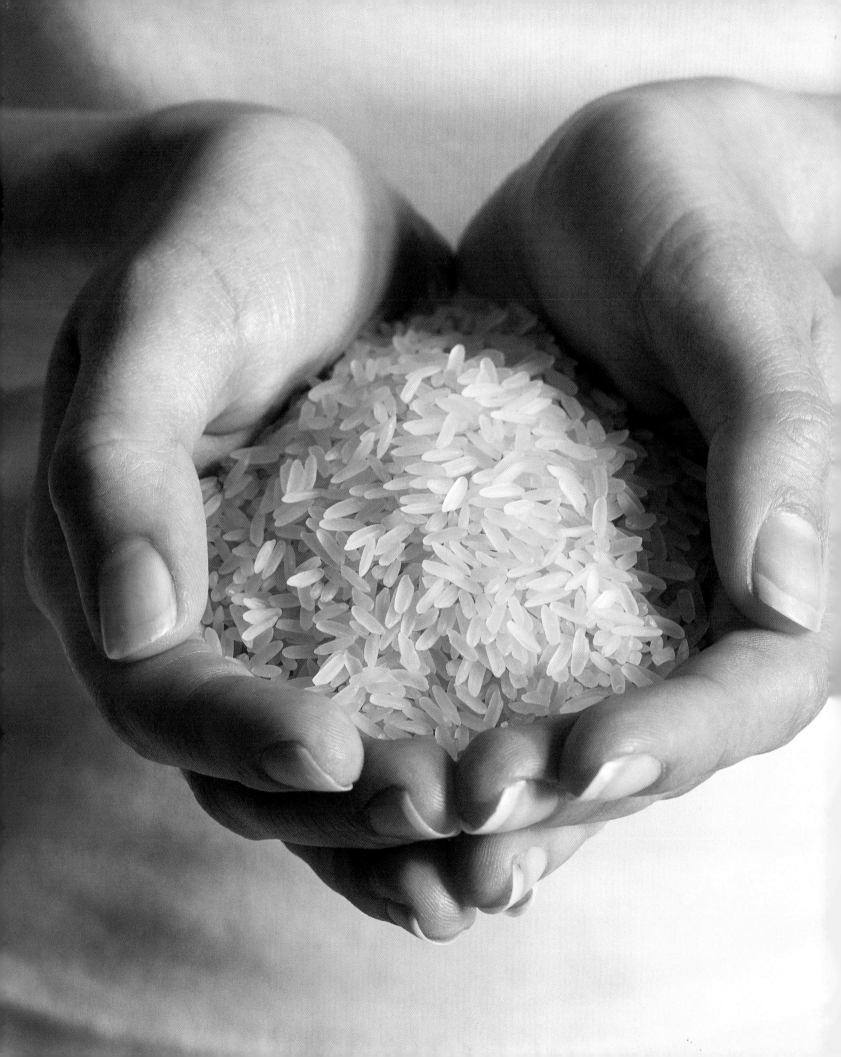

Yoga en voeding

In het hedendaagse westen hebben we een enorme verscheidenheid aan voedsel tot onze beschikking. Toch eten we vaak verarmde voeding. Veel voedingsmiddelen zijn rijk aan verzadigde vetten, suikers, zout en smaakstoffen, maar arm aan vezels, vitaminen, mineralen en sporenelementen. Dit komt voor een deel door de moderne manier van voedselverwerking. De intensieve bewerkings- en raffineringsmethoden halen de natuurlijke, gezonde stoffen uit het voedsel en voegen kunstmatige ingrediënten toe die de smaak versterken en de houdbaarheid verlengen.

Dit hoofdstuk behandelt de voedingsrichtlijnen volgens yoga, die uit een veel eenvoudiger tijdperk stammen. Het yogadieet is praktisch en eenvoudig en raadt een verscheidenheid van gezonde, voedzame producten aan, die aan uw persoonlijke behoeften kunnen worden aangepast. Door het yogadieet te volgen, kunt u uw gezondheid en welzijn sterk verbeteren.

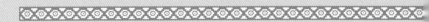

De drie *guna's* begrijpen

Om de gedachte achter een yogadieet te begrijpen, moet u eerst de drie oereigenschappen leren kennen die het hele universum doordringen en beïnvloeden. Deze oereigenschappen staan bekend als de drie *guna's* en heten *rajas*, *tamas* en *sattva*. Ze zijn overal: in de lucht, de aarde, in vogels, planten, mensen, voedsel – zelfs in levenloze dingen. Het yogadieet brengt een evenwicht aan in de drie *guna's* door het voedsel dat we eten – elke guna zit in bepaalde hoeveelheden in bepaalde voedingsmiddelen.

Elke *guna* heeft bepaalde eigenschappen. *Rajas* is bijvoorbeeld heet, vurig, energiek en krachtig. *Tamas* is langzaam, koud, zwaar en onbeweeglijk. *Sattva* is zuiver, heilzaam en helder; het is een verlicht evenwicht tussen *tamas* en *rajas*. Als we verlichting bereiken, het ultieme doel van yoga (zie pagina 14), komen we ten slotte boven de invloed van de *guna's* uit en wordt uw wezen bevrijd. Totdat dit punt bereikt wordt, zullen onze daden, gedachten en verlangens altijd door de *guna's* worden beïnvloed.

In sattva – evenwicht

Eigenlijk zou iedereen moeten proberen *sattva* – evenwicht – te bereiken in alle aspecten van het leven, ook in onze voedingsgewoonten. Heilzaam *sattvisch* voedsel (zie pagina 33) dat rijk is aan voedingsstoffen zou de basis van ons dieet moeten zijn. Maar gewoonlijk overheerst één *guna* in iemand – door erachter te komen welke *guna* in uw geval dominant is, kunt u uw dieet aanpassen en de invloed van de *guna* verminderen. Als u bijvoorbeeld overwegend *rajas* van karakter bent – vurig en energiek – kunt u een evenwicht bereiken door meer *tamas* voeding te eten. Maar zo eenvoudig is het niet helemaal, want uw overheersende *guna* is niet statisch. De *guna* kan worden beïnvloed door een hele reeks omstandigheden, met inbegrip van uw baan, onderdrukte stemmingen en zelfs het klimaat. Anderzijds kunt u de invloed van de overheersende *guna* ook aanpassen door andere middelen. Geregelde yogaoefeningen zijn bijvoorbeeld een voortreffelijke manier om *sattva* te bereiken.

U kunt uw overheersende *guna* op een bepaald moment bepalen door af te gaan op uw gevoel. Als u bijvoorbeeld in een koud klimaat leeft en zittend werk doet, kan het zijn dat u meer verwarmende *rajas* voeding moet eten. Voelt u zich verhit, gestrest en overwerkt, dan kunt u beter minder *tamas* voeding eten.

Hoewel alle voedingsmiddelen ingedeeld kunnen worden in *rajas*, *tamas* of *sattva*, is het belangrijk in gedachte te houden dat dit geen strikt vastgestelde categorieën zijn. Een peer die zo van de boom komt is bijvoorbeeld *sattva*, maar als de peer gekookt of overrijp is, wordt het *tamas*.

Rajas voeding

Voedingsmiddelen die *rajas* zijn, smaken vaak erg heet, bitter of zuur, droog of zout. Als uw instelling *rajas* is, kunnen deze voedingsmiddelen u een rusteloos of gespannen gevoel geven. Maar als u zich lusteloos voelt, kunnen ze juist voor meer energie zor-

EEN INDIVIDUEEL DIEET

In plaats van de westerse opvatting van een dieet, dat iedereen dezelfde voedingsgewoonten aanraadt, wordt een yogadieet veel meer op het karakter, de stemmingen en de omstandigheden van een persoon afgestemd. Als u het moeilijk vindt om te bepalen welke *guna* bij u dominant is, kunt u uitproberen welk effect verschillende voedingsmiddelen op uw humeur hebben. Welk voedsel geeft u een helder en energiek gevoel? Door welk voedsel raakt u gestresst, opgewonden of geïrriteerd? En waarvan wordt u sloom en traag?

Door geregeld *asana* te doen, worden mensen zich vaak beter bewust van de behoeften van het lichaam en de invloed die voedingsmiddelen op hen heeft.

gen. *Rajas* voedingsmiddelen zijn bijvoorbeeld: koffie, chocola, thee, zout, vis, eieren, sterke kruiden en specerijen, zoals chilipepers.

Tamas voeding

Deze voeding is vaak zurig, droog of oud. Veel *tamas* kan negatieve emoties versterken bij iemand die overwegend een *tamas* persoonlijkheid heeft. Maar iemand met een *rajas* persoonlijkheid kan juist kalmeren van *tamas*. Voeding met *tamas* omvat paddenstoelen, vlees, alcohol, uien, knoflook, gegist voedsel, zoals azijn, opgewarmd eten en overrijpe of verdroogde voedingsmiddelen. *Sattva* voedsel dat in olie is gebakken, wordt *tamas*.

Sattva voeding

Sattva voeding zorgt voor een juist evenwicht van lichaam en geest. Door veel *sattva* voeding te eten, krijgen we een tevreden geest die een vitaal lichaam beheerst en een harmonieuze energiestroom tussen geest en lichaam bevordert. *Sattva* voedingsmiddelen zijn bijvoorbeeld granen, met inbegrip van volkorenbrood, vers fruit en vruchtensap, verse groenten, melk, boter, kaas, honing, noten, zaden, kruiden (en kruidenthee) en water.

De voordelen van een evenwichtig dieet

Een evenwichtig yogadieet dat afgestemd is op de invloed van de drie *guna's* houdt het lichaam slank en bevordert soepelheid en lichamelijk welzijn. Een yogadieet brengt *prana* (zie pagina 20-22) in uw lichaam en zorgt voor een heldere, geconcentreerde geest. Het bevat alle noodzakelijke voedingsmiddelen om het lichaam te genezen, te ontwikkelen en in stand te houden zonder dat het lichaam veel afvalstoffen of giftige stoffen moet verwerken. Een yogadieet geeft u een licht, energiek gevoel.

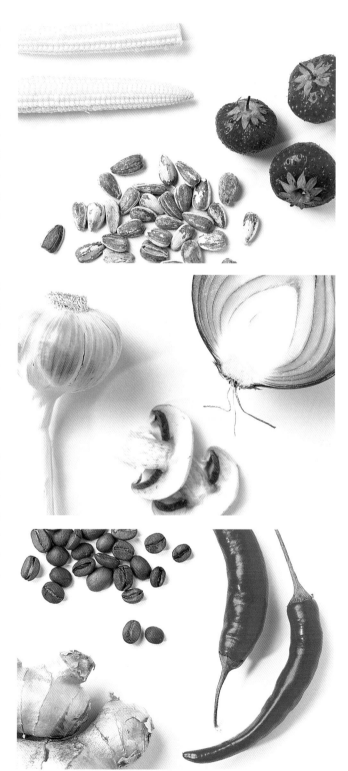

Deze voedingsmiddelen zijn sterk sattva *(boven),* tamas *(midden) en* rajas *(onder). Eet vooral veel* sattva *voedingsmiddelen en vul dit aan met* rajas *of* tamas *voeding afhankelijk van uw gestel.*

Het dieet in de praktijk

Yogabeoefenaars volgen al duizenden jaren dezelfde voedingsrichtlijnen. Ze bevelen een matig dieet aan van zuiver en voedzaam voedsel. Volgens het yogageschrift *Hathayoga Pradipika* (zie pagina 16), moet de maag na de maaltijd voor driekwart gevuld zijn. We moeten alleen eten als we kalm en ontspannen zijn en het vermijden de hele maag te vullen.

De yogauitdrukking voor het fysieke lichaam (het tegenovergestelde van het subtiele lichaam; zie pagina 22) is *anamaya kosha*, dat letterlijk 'het voedselomhulsel' betekent. U bent wat u eet. Volgens de *Chandogya Upanishad* (zie pagina 17) wordt het minderwaardige voedsel door het lichaam uitgescheiden via het spijsverteringska-

naal, het volwaardige deel verandert in vlees en de subtiele ingrediënten van ons voedsel gaan deel uitmaken van de geest. Daarom is wat we eten zo belangrijk: voedsel is niet alleen brandstof, het maakt deel uit van ons hele wezen.

Matigheid

Matig zijn met eten, is een belangrijk onderdeel van het yogadieet. Het is zoals *De Bhagavad Gita* zegt: 'yoga is niet voor degene die zich overeet, noch voor degene die alleen maar vast.' Veel mensen kijken televisie of werken tijdens het eten in plaats van alle aandacht op de maaltijd te richten. Het is belangrijk de tijd te nemen om het eten langzaam en goed te kauwen en zo de spijsvertering op gang te helpen. In deze ontwikkelde wereld waar extreme diëten en het komen en gaan van allerlei opvattingen over voeding en eetstoornissen aan de orde van de dag zijn, is het belangrijk deze eenvoudige regels op te volgen.

In tegenstelling tot veel andere diëten schrijft yoga geen bepaalde voedingsmiddelen voor. Er worden een aantal duidelijke basisprincipes gegeven, die worden toegepast op wat we eten.

Vegetarisme

Het yogadieet is voornamelijk lacto-vegetarisch, wat betekent dat het geheel is opgebouwd uit niet-dierlijk voedsel, met uitzondering van melk, kaas, yoghurt, boter en eieren. Sommige stromingen in yoga adviseren een vegetarisch dieet zonder melk, melkproducten, eieren, honing of andere dierlijke producten. Andere yogastromingen, zoals Trantra yoga hebben wel ruimte voor vlees in het dieet, maar dit komt zelden voor. De grondregel van een vegetarisch dieet is het *ahimsa* – het yogabeginsel van geen kwaaddoen en geweldloosheid tegenover alle levende dingen.

Naast de ethische overwegingen van *ahimsa* zijn er andere re-

ALGEMENE RICHTLIJNEN

- Eet voedsel in zijn natuurlijke staat, zoals ongekookt fruit en rauwe groenten. Het beste zijn voedingsmiddelen die net zijn geoogst. Supermarkten importeren vaak producten uit andere delen van de wereld, waardoor het voedsel vaak een lange tijd ingevroren is geweest. Vermijd voedingsmiddelen die bewerkt zijn om de houdbaarheid te verlengen (bijvoorbeeld bestraalde producten); kies liever voor organisch geteelde producten. (Onze planeet beschermen tegen intensieve landbouwmethoden en chemicaliën is in overeenstemming met de yogaprincipes *ahimsa* en *aparigraha* – niet inhalig en niet hebzuchtig.) Tegenwoordig wordt steeds meer voedsel organisch verbouwd waardoor het gemakkelijker wordt aan natuurlijke producten te komen.
- Vermijd ook bewerkte voeding, witmeel, suiker en de snelle hap (voorgekookte maaltijden, voedsel uit blik, potten of flessen).
- Vermijd voeding die bewaarstoffen, kleurstoffen, suiker, zout en gemodificeerd zetmeel of vetten bevat. Lees de etiketten voor u iets koopt (steeds meer stoffen moeten op het etiket worden vermeld).
- Eet zo veel mogelijk vers fruit en verse groenten. Het koken van groenten breekt de vitaminen en enzymenstructuur af. Probeer daarom iedere dag wat ongekookte groenten te eten.

denen om een vegetarisch dieet te volgen. Er is bewezen dat een overwegend vegetarisch dieet goed is voor onze gezondheid. We doen er lang over vlees te verteren en het betekent hard werk voor de nieren en lever om de afvalstoffen af te voeren. Vlees bevat ook grote hoeveelheden urinezuur, dat een van de oorzaken van stijfheid en gewrichtspijn is. Daarbij komt nog dat diervoedsel soms hormonen en antibiotica bevat, dat via het dier in ons lichaam terechtkomt.

De meeste vegetarische diëten bevatten voldoende eiwitten om aan de behoefte van het lichaam te voldoen – peulvruchten, noten en zaden zijn rijk aan eiwitten. Bovendien krijgen heel wat westerse mensen (ook vegetariërs) veel meer eiwitten binnen dan ze eigenlijk nodig hebben.

Velen vragen zich af of je vegetariër moet zijn om yoga te kunnen doen. Het antwoord ligt in het feit dat hoewel het beoefenen van *ahimsa* een groot voordeel is, yoga van niemand verwacht dat hij of zij de levensstijl van de ene op de andere dag verandert. Patanjali's achtvoudige pad (zie pagina 18,19) geeft grif toe dat

we allerlei problemen kunnen tegenkomen als we volgens yogabeginselen willen leven. Ook als u geen vegetariër bent, zult u de voordelen merken van andere aspecten van uw yogatraining. U hoeft zich niet gedwongen te voelen alle vleesproducten in één keer uit het dieet te schrappen. Een geleidelijke aanpak zal uw lichaam helpen zich aan te passen aan het veranderde patroon. U zult merken dat vegetarisch voedsel een bron van culinaire inspiratie kan zijn en een waardevolle kennismaking met nieuwe voedingsmiddelen.

Sommigen merken dat als *asana's* en *pranayama* eenmaal deel uitmaken van hun leven, ze hun yogaoefeningen willen uitbreiden door de principes van persoonlijk en van sociaal gedrag (*yamas* en *niyamas*; zie pagina 18, 19) toe te passen – minder vlees eten gaat dan bijna vanzelf. Vooral *asana*-oefeningen kunnen u sterk bewust maken van de invloed van vlees en andere stoffen, zoals cafeïne en alcohol, op de geest en het lichaam. U zult ook merken dat *asana's* uw tastzin en reuk versterken en het verlangen naar zoetigheid, gekruid en zout eten verminderen.

Het yogadieet bestaat vooral uit organisch voedsel dat in harmonie met zijn natuurlijke omgeving is geteeld. Dit komt overeen met de principes ahimsa (geen kwaaddoen) en aparigraha (geen hebzucht).

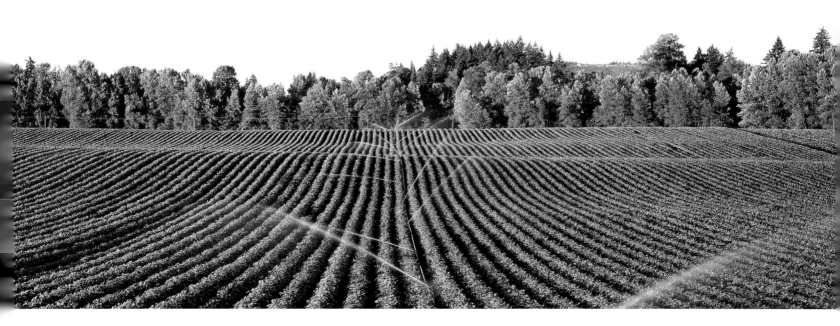

Water – de bron van leven

Water is van levensbelang voor het gezond functioneren van het menselijk lichaam. Zonder water – zo'n tachtig procent van ons lichaamsgewicht – kan het lichaam geen giftige stoffen en afvalstoffen kwijtraken of nieuw weefsel aanmaken. Vooral als u met *asana*-oefeningen bezig bent, is het belangrijk genoeg water te drinken. Het lichaam reageert op de *asana's* door opgehoopte afvalstoffen uit te scheiden en heeft hiervoor meer dan voldoende water nodig om ze uit het lichaam te kunnen spoelen.

Veel mensen drinken niet genoeg zuiver water – het is zelfs mogelijk om constant bijna uitgedroogd te zijn zonder het te merken. Uitdroging kan hoofdpijn, een slechte adem en een heel aantal lichte gezondheidsklachten veroorzaken. Alleen de hele dag koffie en thee drinken – zoals de meeste mensen doen – is niet voldoende om genoeg vocht binnen te krijgen. Thee en koffie zijn beide *rajas* voedsel (zie pagina 32, 33) en hebben niet hetzelfde vochtbrengende effect op het lichaam als water. Ze hebben een diuretische werking. Deze stoffen bevorderen de uitscheiding van urine en zorgen ervoor dat het lichaam meer vocht verliest. Beide dranken bevatten cafeïne, een stimulerend middel dat het lichaam onder spanning zet.

Uitdrogingsverschijnselen

Als de volgende verschijnselen u bekend voorkomen, zou u dagelijks meer water moeten drinken: plakkerig slijm; u voelt zich zwak, lusteloos of vermoeid; u produceert weinig urine; de urine is donkergeel of oranje van kleur. (Als u lijdt aan ernstige vermoeidheid of blaasproblemen is het verstandig een arts te raadplegen.)

Een ander teken van uitdroging is een droge huid – huizen met een moderne cv-installatie en airconditioning drogen de huid vaak uit. In plaats van het vochtgehalte van de huid te verbeteren door vochtinbrengende crèmes te gebruiken, is het beter uitdroging van binnenuit tegen te gaan door meer water te drinken.

De vochthuishouding op peil houden

Gemiddeld moet u ongeveer twee liter (zo'n acht glazen) water per dag drinken – en meer als u veel transpireert, last van diarree heeft of pas heeft overgegeven, om te voorkomen dat het lichaam uitdroogt.

Om er zeker van te zijn dat u genoeg drinkt, kunt u bijvoorbeeld elk uur van het moment dat u wakker wordt tot u naar bed gaat een glas water nemen. Of u kunt 's ochtends eerst zoveel water drinken als prettig voelt (ongeveer een liter, als u kunt) en kleinere hoeveelheden over de dag verdelen. Het beste kunt u zuiver water zonder koolzuur op de lege maag drinken, omdat het reinigende en vochtopnemende vermogen dan het grootst is. Andere dranken, met inbegrip van 'water met een smaakje' herkent het lichaam als voedsel dat moet worden verteerd om er voedingsstoffen aan te onttrekken.

U kunt uw totale vochtinname verhogen door meer vochtrijke voeding te eten, zoals fruit, groenten, melk en plantaardige melk (kokosnootmelk, sojamelk, rijstmelk, enzovoort), kruidenthee en vruchten- en groentesappen. Toch is dit geen vervanging voor het drinken van gewoon, zuiver water. Water met koolzuur krijgt belletjes door de toevoeging van kooldioxide – hetzelfde gas dat bij de uitademing wordt uitgescheiden als afvalstof. Hoewel de toevoeging van koolzuur water misschien aantrekkelijker maakt, kan het ook gasvorming veroorzaken. Drink niet te veel tijdens het eten. Dit kan de spijsverteringssappen verdunnen en de opname van voedingsstoffen belemmeren.

De kwaliteit van het water

Elk drinkwater bevat een combinatie van bepaalde mineralen die van invloed zijn op de chemische samenstelling en de smaak van het water. Veel water in flessen is licht alkalisch (meer dan pH7) – en wordt vaak 'hard water' genoemd. Veel mensen vinden de smaak van hard water lekkerder. Soms vindt men zacht mineraalwater wat naar zeep of zelf naar vis smaken. Gewoon kraanwater verschilt van hard tot zacht afhankelijk van waar u woont. Al het kraanwater is chemisch behandeld en soms is er fluoride aan toegevoegd. Het is natuurlijk beter kraanwater te drinken dan helemaal geen water, maar als u het zich kunt veroorloven, koop dan een goede kwaliteit water.

Een van de prettige bijkomstigheden van yoga *asana's* is de duidelijke verbetering van uw smaak en reuk. Hierdoor kunt u verschillende smaken water onderscheiden alsof het verschillende wijnsoorten zijn. Probeer eens een aantal verschillende flessen water uit en proef ze na elkaar – u zult merken dat ze van smaak verschillen. U zult vast een voorkeur voor bepaalde merken water ontwikkelen en zelfs een kenner worden!

Vocht vasthouden, gewichtsverlies en water

Stop nooit met het drinken van water als een manier om gewicht te verliezen – het heeft een desastreus effect op het lichaam. Veel water drinken kan juist overgewicht en vreemd genoeg, het vasthouden van vocht tegengaan. Het lichaam houdt namelijk waterreserves achter als de mineraalhuishouding niet in balans is en er veel giftige stoffen in het lichaam niet worden afgevoerd. Veel water drinken is nodig om het lichaam te reinigen.

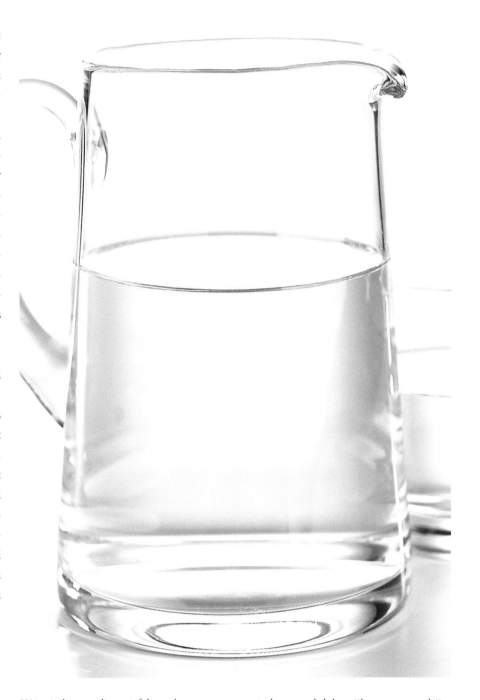

Water is de eenvoudigste stof die we kunnen opnemen en toch een van de belangrijkste voor ons welzijn – onze spijsvertering en stofwisseling zijn ervan afhankelijk. Wacht na een asana-oefening ongeveer een kwartier met het drinken van water, daarna kan het water optimaal uw hele lichaam reinigen.

Vasten voor de gezondheid

Vasten is een heel effectieve manier om het hele lichaam en de geest te reinigen en zuiveren. Een vastenperiode geeft het spijsverteringssysteem de kans om te rusten. De energie die u gewoonlijk gebruikt voor het verteren en opnemen van voedsel kan nu gebruikt worden voor het herstellen en versterken van al uw lichaamsfuncties. Vasten heeft niet alleen een goede invloed op het fysieke lichaam, maar veel mensen voelen zich door vasten ook erg alert, helder van geest en kunnen zich beter concentreren.

Vasten is een uiting van zelfbeheersing en er moet voorzichtig mee worden omgegaan. Hoewel soberheid en matigheid in alle dingen belangrijk is, moedigt yoga extreme daden van zelfontbering niet aan. Een periode vasten heeft tot doel uw lichaam te reinigen en het evenwicht in uw lichaam te herstellen.

Een vastenperiode kan één tot drie dagen duren en u bereidt zich hier twee dagen van tevoren alvast op voor door uw dieet aan te passen. Een dag vasten kan de spijsvertering rust geven, maar als u het lichaam goed wilt ontgiften, is er een langere vastenperiode nodig. Het is verstandig raad te vragen aan een kruidendeskundige of natuurgenezer als u langer dan een dag wilt vasten. Vasten onderbreekt de gewone gang van zaken. Plan daarom uw vastenperiode als u niet hoeft te werken en tijd heeft om te kunnen rusten.

De theorie van vasten

Als u alleen water drinkt tijdens het vasten is het verstandig dit, in ieder geval de eerste keer, onder toezicht te doen. Een minder uitputtende, maar heel effectieve vorm van vasten bestaat uit het drinken van vruchten- of groentesappen (drink ze niet tegelijkertijd – het lichaam gebruikt verschillende enzymen om de sappen te verteren). Bereid uw lichaam voor op het vasten door twee dagen van te voren een licht dieet van fruit, groente en wat yoghurt te eten. Stop daarna met al het vaste voedsel en drink alleen nog sap. Zorg dat u ongeveer vier liter sap per dag drinkt en probeer het sap te 'kauwen' in plaats van het zo naar binnen te slokken.

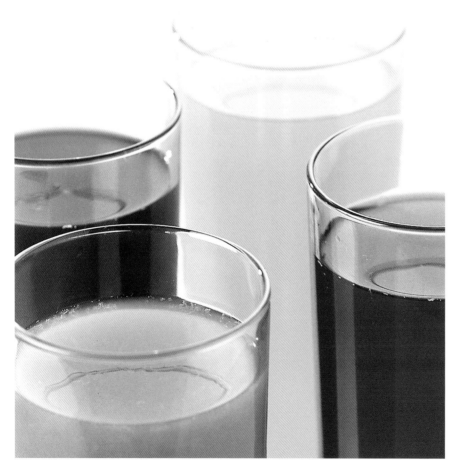

Door versgeperst sap te drinken kunt u op een voedzame manier uw vochtgehalte verhogen – tijdens het vasten voorziet het sap het lichaam van de noodzakelijke vitaminen en mineralen om gezond te blijven.

Vermijd inspannende oefeningen tijdens de periode dat u vast. Lopen wordt daarentegen zelfs aangeraden en kan een hulpmiddel zijn om te mediteren: een vastenperiode is een perfecte tijd om aan concentratie en meditatie te besteden, omdat u scherper en sneller van geest bent dan anders. Een kalme yogatraining kan het ontgiftingsproces versnellen.

Alle uitscheidingsorganen, zelfs de huid, werken mee om giftige stoffen en onzuiverheden kwijt te raken tijdens het vasten. Was u daarom regelmatig zodat de huid schoon en fris blijft. Probeer de huid zacht te borstelen met een natuurlijke borstel van plantaardige vezels. Dit verwijdert dode cellen en stimuleert de bloedsomloop en het zenuwstelsel. Gebruik tijdens het vasten geen huidcrèmes of andere huidproducten en zeker geen deodorant, waardoor de poriën verstopt raken. Als het lichaam het reinigingsproces ondergaat, kunt u dat merken door ongeregeldheden op de huid, maar die horen in een paar dagen te verdwijnen.

Mogelijke bijverschijnselen

U kunt de volgende bijverschijnselen tijdens het vasten ervaren: hoofdpijn, een slechte adem, een beslagen tong, duizeligheid, lichte rillingen en misselijkheid. De meeste bijverschijnselen zijn ongevaarlijk, maar als u sterke rillingen of ademhalingsproblemen krijgt, bouw het vasten dan langzaam af (zie hieronder) en ga onmiddellijk naar een arts, kruidenkundige of natuurgenezer. Kleed u wat warmer dan gewoonlijk tijdens het vasten, het kan zijn dat u zich wat rillerig of koud voelt.

Vasten onderbreken

Het onderbreken van vasten is een langzaam en kalm proces. Eet bijvoorbeeld wat vers fruit, zoals druiven (vermijd fruit met een hoge zuurgraad zoals sinaasappels), laat op de avond van een vastendag. Neem de volgende ochtend rond tien uur dan nog wat fruit en een klein schaaltje yoghurt. Herhaal dit rond vijf uur 's middags. Eet de volgende dag ongekookte groente en salade. De dag erna kunt u rijst of gierst en gestoomde groente aan uw dieet toevoegen. Daarna kunt u uw normale routine weer oppakken.

SAP MAKEN

Sappen bevatten de meeste voedingsstoffen en *prana* (zie pagina 20-23) als ze versgeperst zijn. Ze kunnen het voornaamste onderdeel vormen van een vastendieet. U kunt in de meeste supermarkten en biologische gezondheidswinkels wel biologische sappen kopen, maar het is beter ze zelf te persen.

Zorg dat het fruit of de groenten die u perst stevig, vers en goed gewassen is. Gooi gekneusde, slechte, overrijpe of onrijpe exemplaren weg. Door een beetje citroensap bij versgeperst sap te doen, kunt u voorkomen dat het sap bruin wordt als het met de lucht in aanraking komt.

Sap dat overblijft kunt u in een goed afgesloten verpakking in de koelkast bewaren. Het is nog beter om kleine hoeveelheden te maken, omdat het niet al te lang houdbaar is. U kunt sap het beste op kamertemperatuur – en niet wanneer het net uit de koelkast komt – drinken.

Waarschuwingen bij vasten

Vasten is geen manier om snel gewicht te verliezen. Vasten is niet hetzelfde als een dieet om gewicht te verliezen – zo'n dieet omvat een plan op lange termijn om minder calorieën te eten en uw eetgewoonten aan te passen. U raakt geen vet kwijt door een paar dagen bijna niets te eten.

Vast niet of alleen onder nauw toezicht als u niet helemaal gezond of zwanger bent, borstvoeding geeft of medicijnen moet nemen. Vast niet te lang of te vaak.

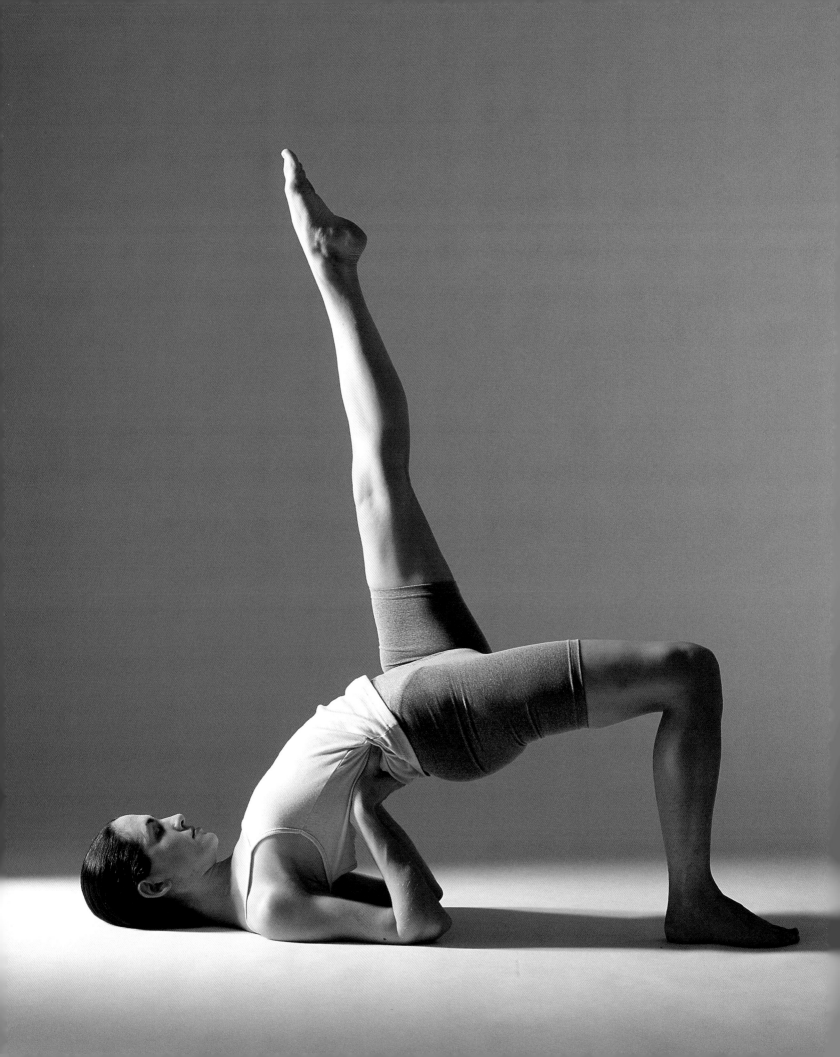

Inzicht in houding

Klassieke yogahoudingen kunnen het beste worden geleerd van een ervaren docent die op uw persoonlijke omstandigheden kan inspelen.

Doordat yoga enorm aan populariteit heeft gewonnen in het westen, kunt u kiezen uit een grote variatie cursussen. Het is handig wat meer te weten van de verschillen tussen de afzonderlijke soorten yoga en hoe u de cursus kunt vinden die het beste bij u past (zie pag. 44-47).

Nadat u wat ervaring met yoga heeft opgedaan door middel van een cursus, is de volgende stap het thuis ontwikkelen van een training. Thuis oefenen biedt u de mogelijkheid wat u tijdens de cursus heeft geleerd, te integreren met uw kennis van het eigen lichaam in uw vrije tijd. Zelfstudie vereist vertrouwen en discipline. Daarnaast is het bevrijdend en krachtgevend. Motivatie kunnen ontwikkelen en algemene valkuilen overwinnen (pag. 48-51) zijn nuttige eigenschappen die u zullen helpen door de jaren heen met plezier te blijven trainen.

Beginnen met *asana's*

Asana betekent houding en vormt de basis van Hatha yogaoefeningen. Voor de meeste westerlingen zijn deze oefeningen de eerste kennismaking met yoga en voor velen zijn ze het begin van meditatie en een geestelijke ontdekkingsreis. Door *asana's* ontwikkelt u een sensitiviteit voor en bewustzijn van uw fysieke wezen. U wordt zich bewust van de subtiele verbindingen tussen de geest en het lichaam en u zult leren in beweging en in rust uw ademhaling aan te passen en te beheersen.

Het beoefenen van yoga kan grote voordelen hebben voor iedereen, ongeacht leeftijd, achtergrond, geloof, levensstijl, lichamelijke of mentale gezondheid. Toch hangt de manier waarop u yoga beoefent af van een aantal factoren, zoals hoe sterk u bent, de hoeveelheid tijd die u heeft en wat u verwacht te bereiken met yoga (zie pag. 46). Houd in gedachte dat yoga een persoonlijk ontwikkelingsplan is dat aan uw persoonlijke, unieke omstandigheden en levensstijl moet worden aangepast om effectief te zijn. De asana-oefeningen van bijvoorbeeld een 21-jarige atleet zullen aanmerkelijk verschillen van een 37-jarige, werkende moeder met rugklachten. Probeer rekening te houden met uw lichamelijke beperkingen en overschrijd geen grenzen. Het is de bedoeling dat u zich prettig en zeker voelt in een houding voordat u een moeilijkere variatie probeert. Lees de voorzorgsmaatregelen voor asana's in hoofdstuk 4 goed door. Yoga is een kalmerend proces en niet het doorbreken van pijngrenzen.

Het begin

Als u nog maar net met yoga begint, kan het erg nuttig zijn een cursus te volgen om een aantal uitgangsposities onder de knie te krijgen. Vooral in het begin is het gemakkelijker om via een docent te leren dan alleen thuis aan de slag te gaan. (Als u een ernstige of chronische aandoening heeft, of wanneer u geblesseerd of zwanger bent, kunt u beter een docent zoeken die u aangepaste oefeningen kan leren.) Daarnaast kunt u thuis zelf oefenen met behulp van hoofdstuk 4, 5 en 8 van dit boek om vertrouwd te raken met de houdingen en het aantal varianten uit te breiden.

Voor asana-oefeningen heeft u maar weinig nodig. Een speciale yogamat kan handig zijn om stevig te blijven staan tijdens enkele houdingen, zoals de 'neerkijkende hond' (zie pag. 62). Een speciaal ontworpen blok of een groot boek, bijvoorbeeld een telefoonboek, kan nuttig zijn bij houdingen, zoals een voorwaartse buiging (zie pag. 55), als de onderrug of kniepezen stijf zijn. Een opgevouwen, enkele, dikke deken kan prettig zijn bij de schouderstand (zie pag. 86). Draag soepele, comfortabele kleding waarin u zich makkelijk kunt bewegen. Doe de oefeningen op blote voeten.

Vooruitgang bijhouden

Een uitstekende manier om uw vorderingen met asana-oefeningen te volgen, is het bijhouden van een yogadagboek. Schrijf de datum en tijd op wanneer u met de oefeningen bent begonnen, de tijd dat u ophield, de houdingen die u deed en hoe lang u elke houding volhield. Beschrijf hoe u de houding ervoer: Was het makkelijk of moeilijk? Voelde het prettig aan? Het kan erg motiverend zijn de ervaringen van de afgelopen weken of maanden eens na te lezen en te zien hoe u vordert.

RICHTLIJNEN VOOR YOGAOEFENINGEN

• Eet niet vlak voor u met *asana's* begint: wacht een uur na een lichte maaltijd en drie uur na een zwaardere maaltijd. Drink niets, zelfs geen water, tijdens de oefeningen.

• Of u de oefeningen nu uit een boek of van een docent leert, volg de aanwijzingen voor een houding nauwgezet op. Neem niet overhaast een houding aan en dwing het lichaam niet in een bepaalde houding. Geen enkele yogabeweging hoort plotseling, onbeheerst of slordig te zijn. Verwacht niet dat de houding direct hetzelfde is als op de afbeeldingen; volg eerst gewoon de aanwijzingen op.

• Adem gelijkmatig en voortdurend door uw neus tijdens de oefeningen. Als algemene regel geldt: adem in tijdens opwaartse bewegingen en adem uit tijdens neerwaartse of draaiende en vouwende bewegingen.

• Stop zodra u pijn voelt.

• Probeer 'aanwezig' te zijn in een houding. Richt uw aandacht steeds weer op het wezen van de houding en wees attent op veranderingen in het lichaam en uw gevoel als u zich beweegt.

• Ontdek een houding zoals een nieuwsgierig kind dat zou doen. Observeer uw gewoonten, voorkeur en manier van ademhalen als u een positie aanneemt, vasthoudt en loslaat. Blijf nieuwe aspecten ontdekken.

• Geef niet te veel aandacht aan het ene lichaamsdeel ten koste van een ander. Ga na of het gehele lichaam harmonieus samenwerkt in een houding.

• Hef het lichaam omhoog en rek en strek het lichaam uit. De afbeeldingen hiernaast laten de juiste en verkeerde manier zien om drie *asana's* uit te voeren. Let op de ineengezakte, samengebalde of verstijfde houding van het lichaam bij de verkeerde houding. Bij de juiste houding daarentegen, is het lichaam open, gestrekt en rechtop.

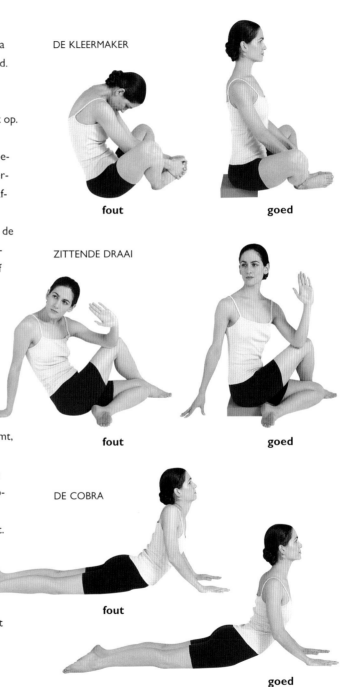

DE KLEERMAKER

fout　　　　　goed

ZITTENDE DRAAI

fout　　　　　goed

DE COBRA

fout

goed

Vormen van yoga

De bekendste vorm van yoga die in het westen wordt onderwezen, is Hatha yoga. Hatha yoga wordt in verschillende methoden, die door afzonderlijke personen zijn ontwikkeld, aangeleerd. Ze leren allemaal dezelfde houdingen aan die in hoofdstuk 4 staan, maar leggen ieder de nadruk op een ander aspect van yoga. Sommige stijlen leggen bijvoorbeeld de nadruk op een dynamische uitvoering van een vastgelegde volgorde houdingen, andere concentreren zich op een perfecte eenheid van een afzonderlijke houding, terwijl weer andere spirituele aspecten of gezangen in de lessen verwerken. De volgende beschrijvingen kunnen u een idee geven welke vorm van yoga bij u past.

IIyengar yoga

B.K.S. Iyengar geeft over de hele wereld yogalessen en staat bekend als een van de grootste levende yogi's. Iyengar yoga is populair in het westen. Het belangrijkste kenmerk is de harmonie die bij iedere houding tot in alle details van het lichaam wordt doorgevoerd. De docenten hebben een uitgebreide kennis van de anatomie en zijn opgeleid om met blessures en lichamelijke problemen om te gaan. Tijdens de Iyengar yogalessen worden yogablokken in verschillende vormen, (hoofd)kussens, dekens en andere attributen gebruikt. De deelnemers leren eerst de asana's en daarna pas de ademhalingsoefeningen. Echte spirituele aspecten komen nauwelijks voor in een cursus voor beginners. Het Iyengar-instituut bevindt zich in Pune, West India.

Astanga vinyasa yoga

Astanga betekent 'met acht ledematen' (naar Patanjalis acht ledematen van yoga; zie pagina's 15,16) en vinyasa betekent 'verbonden'. De Astanga vinyasa stijl is ontwikkeld door Pattabhi Jois (geboren in 1915). In zijn Astanga Yoga Instituut in Mysore, in het zuiden van India, leren studenten een vastgestelde volgorde voor een serie houdingen. Als de studenten de eerste serie onder de knie hebben, leren ze de tweede reeks en volgen daarna de lessen voor gevorderden. De houdingen in een serie gaan in elkaar over door 'verbindende' bewegingen (vinyasa) om een vloeiende aaneenschakeling te vormen. Een cursus die wordt aangeduid met 'oefeningen in Mysore-stijl', houdt in dat er van de deelnemers wordt verwacht dat ze de series houdingen al kennen en waar nodig worden begeleid door een docent.

Astanga vinyasa yoga is een dynamische en lichamelijk veeleisende vorm van yoga. Tijdens de hele training gebruiken deelnemers krachtige ademhalingstechnieken. Meditatie wordt bereikt door beweging (dit is ideaal voor mensen die niet graag stilzitten tijdens het mediteren). De Astanga vinyasa yoga past het best bij gezonde mensen die een goede conditie hebben. Een les begint vaak met het zingen van Astanga yogamantra's.

Dynamische yoga

De gracieuze bewegingen van de oefeningen komen in stijl overeen met Astanga vinyasa. Dynamische yoga is afgeleid van Astanga vinyasa yoga, maar verschilt er in zoverre van dat de houdingen niet in een eerste, tweede en gevorderden sessie worden aangeleerd. De belangrijkste leraar op het gebied van dynamische yoga is de Brit Godfrey Deveraux.

Jivamukti yoga

Jivamukti yoga is afgeleid van een woord in het Sanskriet met de betekenis 'bevrijding in het levende lichaam'. Het is een moderne methode die David Life en Sharon Gannon hebben afgeleid van Astanga vinyasa en waarin ze op het moment lessen geven in hun yogacentrum in New York. Bij deze vorm van yoga ligt de nadruk op een dynamische uitvoering en de lessen worden gekenmerkt door een vloeiende serie houdingen (die verschillen van de series houdingen die bij Astanga vinyasa worden gebruikt), spiritueel onderwijs, gezangen, ademhaling en meditatie. Net als andere dynamische vormen is Jivamukti yoga lichamelijk veeleisend en vooral geschikt voor mensen die al een redelijke conditie hebben opgebouwd.

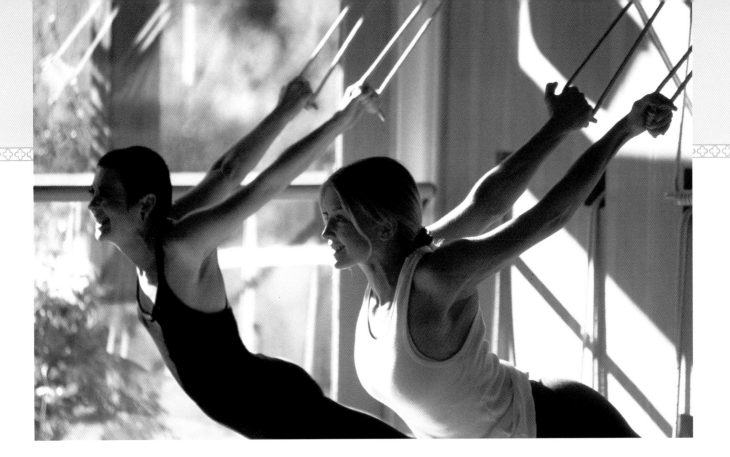

Bikrams yoga

Deze vorm van yoga is ontdekt door Bikram Choudury, die in 1948 in Calcutta werd geboren en nu een praktijk heeft in Beverly Hills, Los Angeles. De lessen omvatten een serie van 26 houdingen; iedere houding komt twee keer voor en wordt een bepaalde tijd vastgehouden. Opmerkelijk is dat tijdens de oefeningen het lokaal tot boven de 38 °C wordt verwarmd en zo het klimaat in India benaderd. Leerlingen zweten flink, om het reinigende effect van de houdingen te versterken en de soepelheid te verhogen. Leerlingen moeten een goede lichamelijke conditie hebben om deze lessen te kunnen volgen.

Viniyoga

T.K.V. Desikachar ontwikkelde deze vorm in de jaren zestig uit de lessen van zijn vader Sri Krishnamacharya, de yogi die ook BKS Iyengar en Pattabhi Jois opleidde. *Viniyoga* is een rustige vorm van yoga die houding- en ademhalingsoefeningen, maar ook spirituele en filosofische lessen omvat. De lessen worden gewoonlijk een-op-een of in kleine groepjes gegeven. De persoonlijke aandacht is vooral geschikt voor mensen die geblesseerd zijn of herstellen van een ziekte.

Sivananda yoga

Swami Sivananda vond deze populaire yogamethode uit en introduceerde het in de jaren vijftig in het westen. Deze vorm van yoga

Iyengar yoga valt op door de grote aandacht voor details in het aannemen van een houding. Om de juiste lichaamseenheid te krijgen, wordt er tijdens Iyengar-lessen een verscheidenheid aan hulpmiddelen gebruikt, zoals banden en touwen.

is opgebouwd uit twaalf uitgangshoudingen. De uitgangshoudingen en variaties ervan worden gebruikt bij verschillende sessies houdingen. Leerlingen leren ademhalingstechnieken aan en doen mee aan het zingen van mantra's. Het spirituele speelt een belangrijke rol tijdens *Sivananda*-lessen.

Bihar yoga

Het Bihar instituut voor yoga in Munger, Bihar, India werd in 1964 opgericht door Swami Satyananda Saraswati. Deze goeroe werd opgeleid door Swami Sivananda en doorkruiste jarenlang het westen. Hij schreef meer dan tachtig boeken, waarvan vele standaardwerken werden op het gebied van yoga. Leraren die *Bihar* yoga geven, kunnen een veelomvattende opleiding geven in alle aspecten van yoga. Lessen worden in dezelfde sfeer als *Sivananda* yoga gegeven. Algemene en beginnerslessen zijn over het algemeen niet erg inspannend en kunnen gevuld zijn met spirituele of filosofische lessen. Bepaalde *Bihar* yogaleraren leggen de nadruk op het zingen van mantra's of op het psychologische effect van de houdingen. (yogatherapie) Vaak geven *Bihar* yogaleraren ook yogalessen voor kinderen.

Een yogacursus vinden

Leerlingen die pas met yoga beginnen, zullen sneller vorderingen maken met behulp van een cursus waar een leraar aanwijzingen, ondersteuning, aanmoediging en inspiratie kan geven en die de subtielere details van yogaoefeningen, zoals een spierslot (*bandha's*, zie pagina 107) en ademhalingstechnieken, kan laten zien. Yoga wordt op heel wat verschillende manieren aangeleerd. Alle manieren zijn op zichzelf prima: het beste kunt u de lessen gewoon uitproberen tot u er een vindt die voldoet aan wat u nodig heeft.

Als u een yogacursus kiest, is het belangrijk in gedachte te houden dat de ene vorm van yoga niet beter is dan de andere en dat yoga niet op maar één juiste manier geleerd kan – en moet – worden, alsof er ook maar één manier zou zijn om te schilderen of muziek te componeren. Soms lijkt het erop of bepaalde methoden het niet eens zijn op een bepaald punt of in een bepaald detail. Probeer yoga dan te zien als een kunstvorm en niet als wetenschap.

Bedenk wat u graag wilt bereiken met yoga. Wilt u een spirituele methode leren, uw spieren beheersen, herstellen van een blessure of leniger worden? Of wilt u misschien een nieuwe methode van persoonlijke ontwikkeling en therapeutische oefening uitproberen? Praat eens met een yogaleraar over uw verwachtingen en voorkeuren voordat u zich voor een cursus opgeeft. Vraag gerust naar de achtergrond van de leraar en zijn favoriete vorm van yoga. Of neem eens een aantal proeflessen bij verschillende cursussen om er een te vinden die u ligt. Let bijvoorbeeld op cursussen die aan speciale omstandigheden voldoen, zoals lessen voor vijftigplussers of zwangere vrouwen.

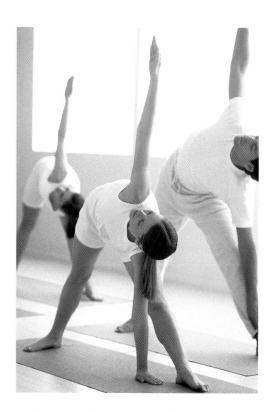

Probeer een yogaklas te vinden van zo'n vijf tot tien personen. De docent kan deelnemers beter persoonlijke hulp en aandacht geven in een kleine klas.

Hoe vaak?

Hoeveel lessen u volgt, is vooral een persoonlijke keuze en hangt af van uw ervaring met yoga. Veel beginners hebben voldoende aan één yogales per week. Als u langer bezig bent, kunt u bijvoorbeeld meerdere cursussen volgen of de cursus combineren met lessen zonder begeleiding. Gevorderden die thuis dagelijks yogaoefeningen doen kunnen een les volgen als ze wat aanmoediging, ondersteuning of raad van een yogaleraar nodig hebben.

Waar?

Doordat yoga steeds populairder is geworden, kunt u zich op de meeste plaatsen, zoals in gezondheidscentra, sportscholen, buurthuizen, kerkgebouwen en natuurlijk in speciale yogacentra voor een cursus opgeven. Ga eens na of de soort yogalessen overeenkomt met de plaats waar de lessen worden gegeven: lessen die in een gezondheidscentrum worden gegeven, kunnen bijvoorbeeld de nadruk leggen op de lichamelijke aspecten van yoga en geen aandacht besteden aan de spirituele kant. Sommige yogabeoefenaars zijn tegen het beoefenen van yoga als lichaamsbeweging. Hoewel de kritiek in sommige gevallen te-

YOGALESSEN NEMEN

Yogalessen kunnen enorm verschillen, maar er zijn een paar algemene richtlijnen van wat u kunt verwachten en hoe u zich kunt voorbereiden:

• Als de les begint, zal de leraar vragen of iemand zwanger is of een blessure of medisch probleem heeft. U kunt de docent vertellen welke gezondheidsklachten u heeft, zelfs degene die onbelangrijk lijken.

• De meeste lessen duren zo'n anderhalf uur of langer. De meeste tijd wordt aan het oefenen van houdingen besteed (u kunt een aantal van de *asana's* in hoofdstuk 4 vinden), maar ook ademhalingsoefeningen en ontspanning komen aan bod. De opzet van de lessen is verschillend, maar een les kan bijvoorbeeld beginnen met staande houdingen en daarna de zittende en liggende houdingen.

• De meeste cursussen zorgen zelf voor de nodige hulpmiddelen, zoals matten en blokken, maar u kunt natuurlijk ook uw eigen spullen meenemen.

• De oefeningen worden op blote voeten gedaan. Voor kleding kunt u het beste soepele, rekbare kleding kiezen, zodat u zich vrij kunt bewegen.

• Eet of drink niet, zelfs geen water, voor of tijdens een yogaoefening.

• De lessen hebben het meeste effect als u zich niet met andere leerlingen vergelijkt, maar u op uw eigen oefeningen richt. Probeer neutraal te zijn in plaats van er een wedstrijd van te maken en op de vorderingen van anderen te letten.

• Lessen eindigen vaak met een periode van ontspanning onder begeleiding, waarbij u in de dodenhouding ligt (zie pagina 89) en de spanning uit het lichaam laat stromen.

recht lijkt, is het een feit dat steeds meer mensen in het westen vervreemd raken van hun lichaam. Maar als lichaamsbeweging een manier is om mensen lichamelijk bewust te maken, dan is dit toch een effectieve manier van Hatha yoga.

De leraar

Een leraar kiezen is net zoiets als een vriend maken: ga op uw eigen oordeel af en u zult merken wanneer het goed is. Wat praktischer gezegd: een goede leraar kan omgaan met verschillende niveaus en begrippen van de leerlingen en zorgt voor een opbouwende omgeving. Zoek een leraar die duidelijke aanwijzingen geeft, de houding van de leerlingen persoonlijk verbetert en die tijdig inspeelt op vragen of behoeften. Een leraar kan houdingen verbeteren door persoonlijk de houding van uw lichaam te verbeteren of door de correcte en verkeerde houding te demonstreren om een juist beeld te geven.

Er zijn verschillende organisaties die u een lijst van erkende yogaleraren (zie pagina 138) in de omgeving kunnen geven. Hoewel een certificaat van erkenning een geruststellende indruk van bekwaamheid geeft, is het geen garantie voor een begaafde of begrijpende leraar. Probeer verschillende cursussen uit tot u een juiste leraar heeft gevonden.

Thuis oefenen

Veel leerlingen volgen jarenlang trouw yogalessen, maar vinden het moeilijk of zelfs onmogelijk om de volgende stap te nemen – thuis de oefeningen alleen uitvoeren. Hoewel u veel kunt leren van een leraar als u begint, zult u ervaren dat u het meeste voordeel van yoga heeft, als u de oefeningen alleen doet. Yoga is uiteindelijk een proces van zelfbewustwording (zie pagina 115) en u kent uzelf het beste. Als u nog niet bent begonnen met thuis te oefenen, waarom probeert u het dan niet geleidelijk bij uw yogatraining in te voeren?

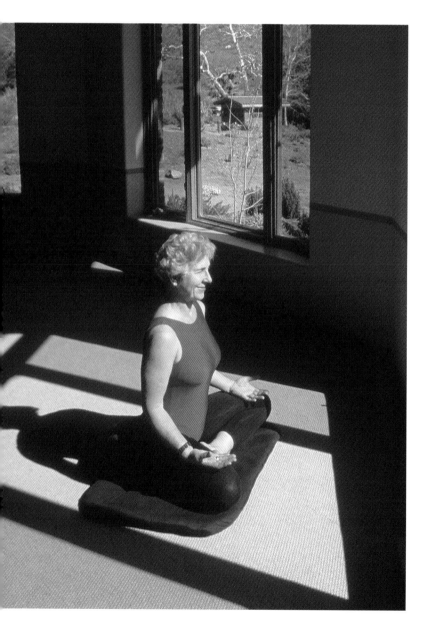

Er staan twee obstakels op de weg naar zelfstudie. Het eerste, en meest voor de hand liggende, is discipline (zie kader op pagina 49). Het tweede is minder duidelijk en waarschijnlijk moeilijker te overwinnen: een gebrek aan zelfvertrouwen. Op bijna ieder vlak in ons leven worden we aangemoedigd om op deskundigen te vertrouwen. We raadplegen hen op allerlei gebieden: relaties, koken en het recht. Het instinctieve gevoel en onze intuïtie verliezen we maar al te vaak. Het gevolg is dat we tijdens een yogaoefening zonder leraar het gevoel krijgen dat we niet genoeg kennis en ervaring hebben.

Beginnen met zelfstudie

Probeer voldoende zelfvertrouwen te ontwikkelen om zelf yogaoefeningen te doen. Het is niet nodig – en niet verstandig – te beginnen met een moeilijke houding, zoals de hoofdstand (zie pagina 84). U kunt beginnen met een eenvoudige oefening die weinig inspanning kost, zoals rusten in de kind-houding (zie pagina 68). Ga na hoe u dit ervaart.

U kunt eenvoudig beginnen met zelfstudie door enkele van de 38 houdingen in hoofdstuk 4 te proberen. Het hoofdstuk geeft geen lange opsomming van houdingen (men schat dat er zo'n 840.000 yogahoudingen zijn), maar geeft een redelijk aantal waaruit u kunt kiezen. Als u al yogalessen neemt, zult u er ongetwijfeld heel wat herkennen, hoewel de manier waarop u ze geleerd heeft wat kan verschillen. Is yoga nieuw voor u, laat u zich dan niet ontmoedigen door de foto's – ze zijn alleen een voorbeeld. Het is de bedoeling dat u geleidelijk vordert.

Zelfstudie is de sleutel tot langdurig voordeel van yoga. Begin met houdingen waarin u zich zeker voelt en gebruik hulpmiddelen, zoals dekens en matten als ondersteuning in een houding.

Als u een serie houdingen, zoals in hoofdstuk 5 beschreven, wilt maken, kies dan voor een serie die bij uw stemming en energiepeil past. Probeer bijvoorbeeld de stimulerende morgensessie (pagina 92) als u opstaat en de ontspanningssessie (pagina 94) na het werk. De kalme sessie houdingen op pagina 96 is heel geschikt als u pas begint met yoga.

Doe de oefeningen in een warme, rustige en schone ruimte. Door een spiegel tegen de muur te zetten, kunt u af en toe nagaan of u de houding goed uitvoert, maar maak er geen gewoonte van voor een spiegel te oefenen. Hierdoor gaat u zich concentreren op het uiterlijk van het lichaam in een bepaalde houding in plaats van hoe u zich voelt, wat veel belangrijker is.

Hoeveel en hoe vaak?

De eerste weken is een training van drie tot vijf dagen per week een kwartier per dag voldoende. Na een paar maanden kunt u de duur opvoeren tot een training van drie kwartier. Uiteindelijk kunt u streven naar een uur of meer per dag (met inbegrip van lessen) terwijl u een rustdag per week inbouwt.

Toch hebben beoefenaars en leraren uit ervaring geleerd dat niet iedereen goed reageert op een strikt oefenschema. We zijn vaak gedwongen doelen te stellen en schema's te maken, maar dit kan een averechtse uitwerking hebben. Als u het gevoel krijgt dat zelfstudie een verplichting is geworden, bent u waarschijnlijk veel minder gemotiveerd.

Yoga moet plezierig zijn en het leven prettiger maken. Probeer tijdens zelfstudie de oefeningen aan te passen aan uw wensen. Heeft u een hectische en veranderlijke levensstijl, oefen dan alleen wanneer u er de tijd voor en zin in heeft. Doe bijvoorbeeld meditatie-oefeningen in plaats van houdingen als u erg moe bent en maak een training wat langer als u meer tijd heeft. Een aantal keren een korte periode trainen heeft veel meer effect dan helemaal geen yoga, of wanneer u yogaoefeningen doet, terwijl u eigenlijk iets anders zou willen doen.

DISCIPLINE LEREN

De discipline opbrengen om aan zelfstudie te beginnen kan voor velen een obstakel zijn. Neem u voor vandaag nog te beginnen of prik een datum voor de eerste sessie en houd u eraan. Oefen niet te lang, zo'n vijftien minuten. Het belangrijkste is dat u een regelmaat opbouwt, zodat yoga een onderdeel wordt van het dagelijkse leven.

• Maak een vaste tijd, dag en plaats vrij om te oefenen.
• Probeer dezelfde serie *asana's* te oefenen in een volgorde die natuurlijk aanvoelt of volg een van de series in hoofdstuk 5.

• Als afwisseling: oefen wat er maar in u opkomt. Kunt u niets bedenken, ga zitten en wacht tot u een idee krijgt. Dit werkt vaak het beste.
  • Als u tijdens het stofzuigen of in bad het idee krijgt om te oefenen, begin meteen. U kunt staande houdingen zoals de Krijger (zie pagina 60, 61) oefenen tijdens het stofzuigen. Of doe bijvoorbeeld ademhalingsoefeningen in bad. Gewoon beginnen is het belangrijkst.
• Bedenk dat de periode van zelfstudie, úw tijd is. Benut die tijd optimaal.

Problemen overwinnen

Beginnen met zelfstudie kan moeilijk zijn, maar als u eenmaal het vertrouwen en de discipline heeft ontwikkelt om de overstap te maken van yogalessen naar zelfstudie thuis, heeft u een enorme vooruitgang geboekt. Een regelmatig schema voor zelfstudie volgen vereist inzet. Uzelf bewust zijn van enkele algemene problemen die u kunt tegenkomen, kan een steuntje in de rug zijn. Een van de belangrijkste vaardigheden die u moet ontwikkelen is neutraliteit – ambitie en zelfkritiek kunnen een negatief effect hebben op uw yogatraining.

Ambitie laten varen

Een van de grondbeginselen van yoga is 'niet hechten aan het doel'. Dit houdt in dat u in het leven staat zonder uzelf te concentreren op de resultaten van uw daden. Pas daarom op dat overmatige trots en ambitie niet de overhand krijgen als u tijdens het oefenen van *asana's* de houdingen onder de knie begint te krijgen. Heeft u het gevoel dat u zichzelf op de borst kunt kloppen van trots dan bent u niet met yoga bezig! Probeer in plaats daarvan objectiviteit te ontwikkelen en ambitie te laten varen.

Een heel algemene uiting van 'gehechtheid aan het doel' tijdens oefeningen is het aannemen van moeilijke houdingen waar u nog niet aan toe bent of zonder de noodzakelijke voorbereidingen. Hierdoor mist u het volledige effect van een houding. Jaren geleden tijdens een les probeerde ik mijn rug te buigen en mijn ribbenkast tevergeefs te draaien om maar een houding aan te nemen om mijn handen achter mijn rug te kunnen vouwen. De leraar zei tegen me: 'dicht het ene gat niet met het andere'. Plotseling zag ik in dat ik door mijn ambitie om de houding helemaal voor elkaar te krijgen, het effect van de hele oefening teniet deed: ik hield mijn adem in, kruiste mijn knieën en zakte door mijn rug. Er moet eerst balans zijn tussen de mogelijkheden binnen uw lichamelijke grenzen en de inspanning om een houding aan te nemen. Yogageschriften zeggen dat een yogahouding altijd evenwichtig en stevig moet zijn. Merkt u dat het stroef en moeilijk gaat, vraag uzelf dan af of uw ambitie u niet te ver drijft.

Voor veel houdingen in hoofdstuk 4 worden makkelijkere varianten gegeven. Probeer deze variaties als u merkt dat de complete houding moeilijk is: denk niet dat u niet goed traint als u ze gebruikt. U heeft juist een enorme vooruitgang geboekt door te luisteren naar uw lichaam en u heeft uw gevoelens van ambitie om een volledige houding zo snel mogelijk te leren, losgelaten.

Als u merkt dat ambitieuze ideeën uw training bemoeilijken, onderken ze en probeer ze te laten varen. Richt daarna de aandacht op uw ademhaling.

Afzien van kritiek

Net zoals u ambitie moet laten varen tijdens zelfstudie, moet u ook zelfkritiek proberen te vermijden. Kritiek kan in veel vormen voorkomen. U kunt zichzelf bijvoorbeeld voorhouden dat u niet vaak of lang genoeg oefent, te weinig vooruitgang boekt of bepaalde houdingen niet kunt. Deze gevoelens werken averechts en gaan tegen de gedachte van yoga in. Probeer te onthouden dat yoga niet een kwestie van winnen of verliezen is, maar dat het om uw persoonlijke ontwikkeling gaat. Wees een objectieve toeschouwer en overwin gedachten van zelfkritiek op dezelfde manier als ambitieuze gevoelens: door zich te concentreren op uw ademhaling.

Pijn en ongemak

Pijn en ongemak kunnen oefeningen sterk tegenwerken. Over het algemeen is pijn een negatief signaal, hoewel een ongemakkelijk gevoel in de spieren als u ze goed strekt een normaal verschijnsel is dat de meeste mensen overkomt bij diepe spierstrekkingen tijdens *asana*-oefeningen. Het spannen en loslaten van de spiervezels veroorzaakt een ongemakkelijk gevoel – probeer dit gevoel in u op te nemen in plaats van het te weerstaan. Ontspan uw spieren zo veel mogelijk tijdens het strekken en

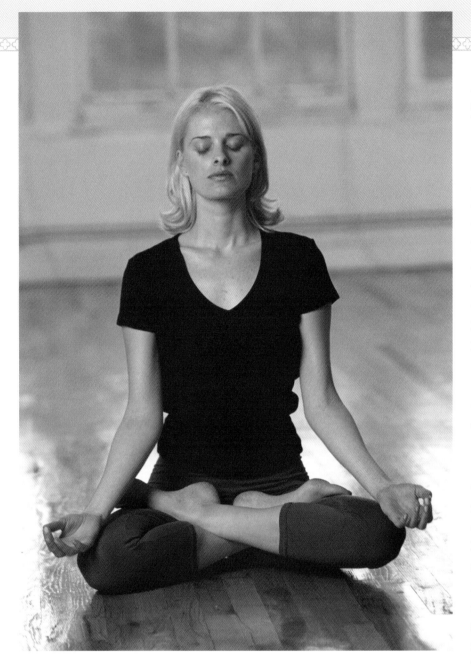

Probeer tijdens de oefeningen egoïstische gedachten te vermijden en concentreer je op waar je mee bezig bent.

de knie altijd in een rechte lijn met uw voet staat tijdens een *asana*-oefening. Voelt u een scherpe, stekende pijn, komt dan langzaam terug uit de houding en bedenk door welke beweging de pijn werd veroorzaakt. Blijft het ongemakkelijk voelen, ga dan een andere keer verder. Raadpleeg een yogaleraar als de pijn aanhoudt.

Sterke emoties

Ons lichaam en onze geest werken op veel manieren samen. Mentale spanningen kunnen bijvoorbeeld vanuit onze geest, vaak zelfs ongemerkt, in het lichaam terechtkomen. Yoga is een hulpmiddel om deze spanningen te bevrijden door de verbindingen tussen de geest, het lichaam en de ziel te openen. Als spanningen en pijn dan worden bevrijd, kunnen er – vaak tijdens of na het oefenen van houdingen of ademhalingsoefeningen – sterke emoties loskomen. Schrik niet als u zich zonder reden kwaad, huilerig, angstig of gelukkig voelt. Ga liggen in de dodenhouding (pagina 89) of de kindhouding (pagina 68) en ontspan. Deze emoties verdwijnen weer snel en daarna zult u zich verfrist en onbezorgd voelen. Blijft u sterke negatieve emoties ervaren tijdens de yogatraining, ga dan naar een yogatherapeut.

adem diep in het gebied van het ongemak. Ga tijdens zelfstudie vooral de houdingen die uitdaging voor de spieren vormen niet uit de weg.

Een heel andere vorm van pijn, die tijdens *asana*-oefeningen niet genegeerd mag worden, is pijn als gevolg van een structurele beschadiging van het lichaam vooral van de gewrichten. De kniegewrichten zijn erg kwetsbaar en kunnen gemakkelijk beschadigd worden door een verkeerde houding – zorg ervoor dat

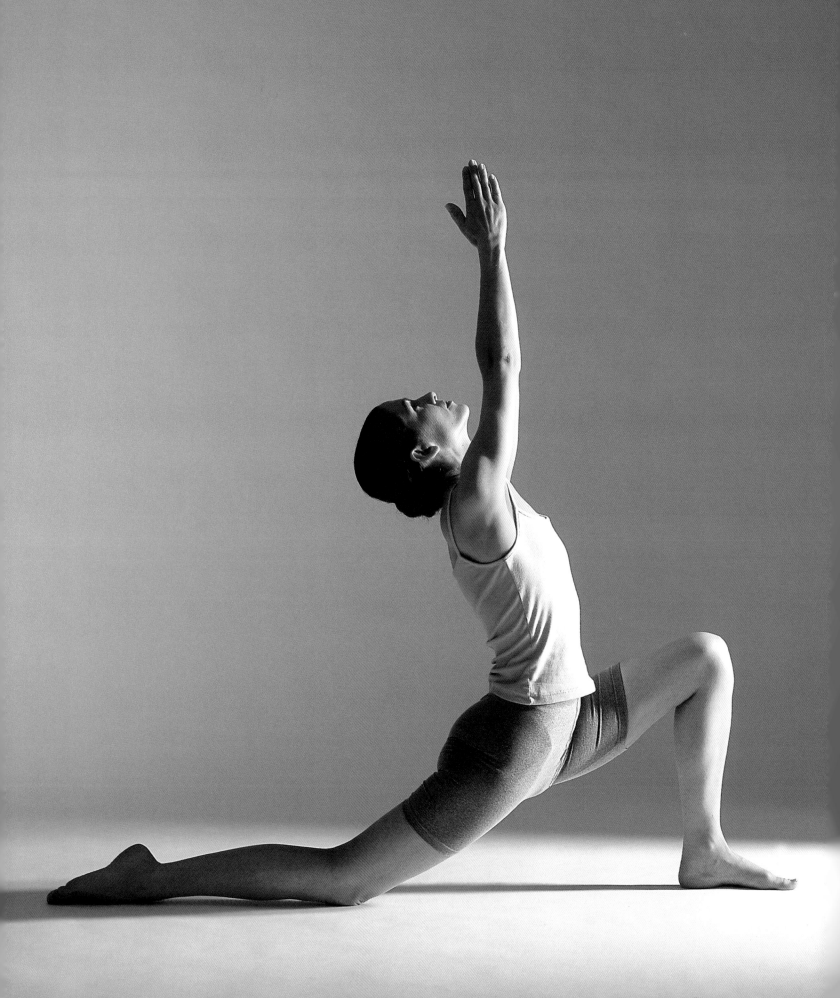

De houdingen

Het oefenen van yogahoudingen (*asana's*) zorgt voor balans, brengt het lichaam in evenwicht en is gezond. Het is een rustige, maar ook krachtige manier om zowel spieren, pezen en gewrichten te oefenen, maar ook de inwendige organen. De volgende oefeningen verbeteren de spijsvertering, de uitscheiding en ademhaling, zorgen voor harmonie in het lichaam en reinigen en versterken al uw lichaamsfuncties.

Iedereen is uniek. Uw lichaam zal soms meewerken en soms weerstand bieden in een houding. De oefeningen kunnen de ene dag makkelijk lijken en de andere dag meer moeite kosten. Door regelmatig te oefenen zult u zich bewust worden van 'het subtiele lichaam': de wijze waarop energie door uw lichaam stroomt en hoe uw verstand, lichaam en geest met elkaar verbonden zijn.

Of u de oefeningen als gemakkelijk of juist moeilijk ervaart is het belangrijkste. Yoga is vooral een manier om harmonieus te leven en met uw innerlijk in contact te komen.

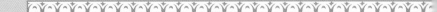

De berg

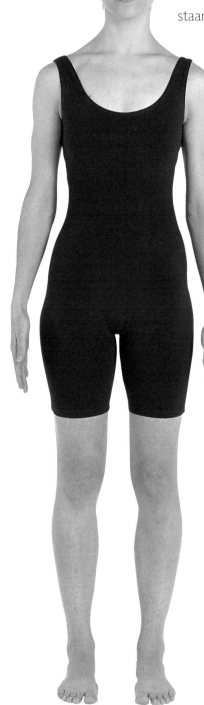

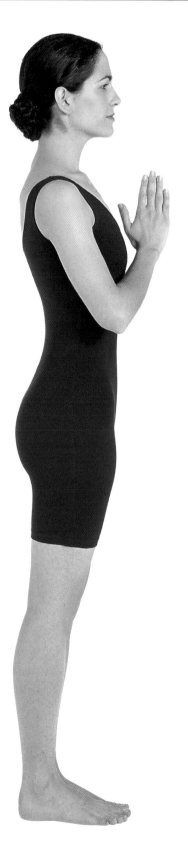

TADASANA De berghouding bevordert kalmte en rust en bewustzijn van uw 'centrum'. Het geeft het wezen van *asana*-oefeningen weer: het leert u stevig te staan zonder mentale of lichamelijke onzekerheid. Het is het uitgangspunt voor staande houdingen en bereidt lichaam en geest voor op inge-wikkelder houdingen.

Eerste variatie

Zet de voeten, iets uit elkaar, recht naast elkaar. Steun op de hele voet-zool alsof de voeten in de grond verankerd zijn. Til nu het hele voorlichaam omhoog en laat uw gewicht langzaam naar achteren op uw hielen rusten. Strek uw vin-gers rustig naar beneden. Houd uw hoofd recht en richt uw blik op één punt. Sta helemaal rechtop. Haal zo vier tot acht keer adem.

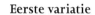 Voel uzelf verbonden met de aarde, voel de stevige, lichamelijke realiteit. Neem de tijd voor de oefening

Tweede variatie

Zet de voeten naast elkaar en duw het grote teengewricht stevig tegen de grond. Til de binnenkant van uw enkels, knieschijven en dijen om-hoog. Zoek het evenwichtscentrum op en vouw uw handen midden voor uw borst. Laat alle spanning in uw nek en schouders van u afglij-den. Sluit uw ogen en haal een paar keer adem als u voelt dat u helemaal in balans bent.

Voorwaartse buiging (staand)

UTTANASANA Voorwaartse buigingen prikkelen de ruggengraat, verbeteren de spijsvertering en bevorderen afscheiding van giftige stoffen uit het lichaam. Deze houding brengt de benen op een lijn, rekt de pees van de grote dijbeenspier en brengt het lichaam in evenwicht door het bovenlichaam naar beneden te buigen. Probeer naar voren te buigen door uw bovenlichaam te ontspannen in plaats van naar uw tenen te reiken. Heeft u last van een stijve rug, doe de houding dan heel langzaam en let op uw ademhaling.

1 Neem de eerste variatie van de berghouding aan. Strek uw armen boven uw hoofd terwijl u inademt. Houd uw armen langs uw oren. Keer de handpalmen naar elkaar toe, maar los van elkaar. Ontspan uw schouders.

🕉 Concentreer op het ontspannen van de tong, kaak en voetzolen.

Kunt u uw handen niet op de vloer leggen, buig dan naar voren zoals in stap twee is beschreven, maar buig de knieën een beetje. De knieën horen vooruit te wijzen en recht boven uw voeten te staan. Houd uw ellebogen met uw handen vast en buig naar de grond door het bovenlichaam te ontspannen.

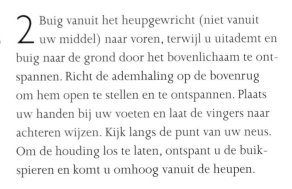

2 Buig vanuit het heupgewricht (niet vanuit uw middel) naar voren, terwijl u uitademt en buig naar de grond door het bovenlichaam te ontspannen. Richt de ademhaling op de bovenrug om hem open te stellen en te ontspannen. Plaats uw handen bij uw voeten en laat de vingers naar achteren wijzen. Kijk langs de punt van uw neus. Om de houding los te laten, ontspant u de buikspieren en komt u omhoog vanuit de heupen.

De driehoek

TRIKONASANA Deze houding heeft vooral te maken met de eenheid van het lichaam – het Sanskriet kan vertaald worden als drie-(*tri*) hoekige(*kona*) houding (*asana*). Door de houding van de armen, de benen en het bovenlichaam ontstaan er meerdere driehoeken. De *trikonasana* past de stand van de heupen, benen en het bovenlichaam aan, maakt sterker en soepeler en traint uw uithoudingsvermogen. Een van de uitdagingen van deze houding is gedurende de hele houding evenwichtig en gelijkmatig door te blijven ademen.

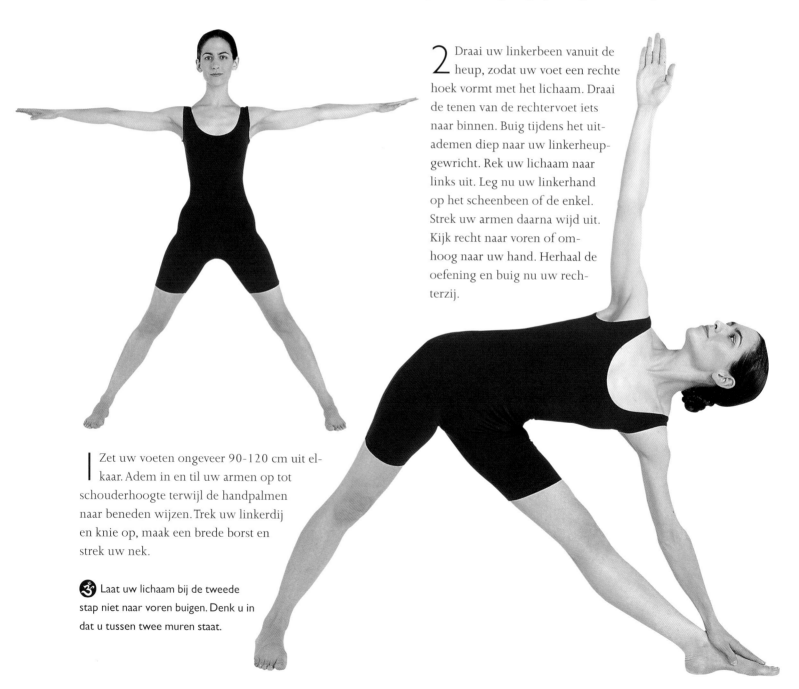

2 Draai uw linkerbeen vanuit de heup, zodat uw voet een rechte hoek vormt met het lichaam. Draai de tenen van de rechtervoet iets naar binnen. Buig tijdens het uitademen diep naar uw linkerheupgewricht. Rek uw lichaam naar links uit. Leg nu uw linkerhand op het scheenbeen of de enkel. Strek uw armen daarna wijd uit. Kijk recht naar voren of omhoog naar uw hand. Herhaal de oefening en buig nu uw rechterzij.

1 Zet uw voeten ongeveer 90-120 cm uit elkaar. Adem in en til uw armen op tot schouderhoogte terwijl de handpalmen naar beneden wijzen. Trek uw linkerdij en knie op, maak een brede borst en strek uw nek.

🕉 Laat uw lichaam bij de tweede stap niet naar voren buigen. Denk u in dat u tussen twee muren staat.

Gedraaide zijstrekking

PARAVOTTANASANA Deze oefening rekt de bovendijbeenspier goed uit, geeft u een idee van de verbinding tussen de onderrug en uw benen en laat u voelen hoe de spieren aan de voorkant van het lichaam uw rug kunnen ondersteunen. De gedraaide zijstrekking maakt ons nederig – we kunnen hem gewoonlijk niet zo goed uitvoeren als we zouden willen.

1 Zet uw voeten zo'n 90-120 cm uit elkaar. Draai uw linkervoet 90 graden en zet de rechtervoet iets naar binnen. Draai uw heupen rond bij een inademing zodat ze boven uw linkervoet komen te staan. Laat uw billen zakken richting de grond en verhef de onderbuik zodat uw bekken verticaal op uw benen rust. Trek de knieën en dijen afwisselend op en strek ze. Adem in en strek uw armen boven het hoofd.

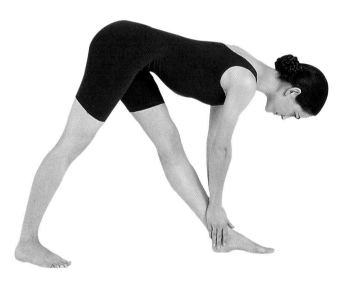

2 Buig op een uitademing langzaam naar voren vanuit het heupgewricht en plaats uw handen op uw scheenbeen, enkel of op de grond – wat u maar prettig vindt. Houd uw knieën recht en uw heupen op gelijke hoogte. Strek uw ruggengraat en let erop dat uw hoofd en nek één lijn vormen. Til de onderbuik iets op als u uw ribben van de heupen vandaan uitzet. Adem in. Herhaal dit met de andere kant van het lichaam.

🪷 Als uw dijbeenspier erg gespannen is, maak dan een buiging van 45 graden in plaats van 90 graden. Zet uw handen op uw dijen.

🕉 Het doel van de oefening is een juiste houding van de benen, het bekken en het bovenlichaam. Probeer daarom uw nieren te zien alsof ze een weegschaal op uw rug vormen die u in balans houdt.

Handen-naar-voeten

PRASARITA PADOTANASANA Het Sanskriet voor deze houding kan worden weergegeven als: reiken (*prasarita*) voet (*pada*) uitgerekt (*uttan*) houding (*asana*). Het is een diepe en krachtige strekking van de benen, een stimulans voor de spijsvertering en bevordert het leegmaken van de geest. Ook richt het de aandacht op de samenwerking tussen de voeten, enkels en heupen. Het is belangrijk dat u deze oefening doet met het juiste uitgangspunt voor ogen: de voorwaartse buiging komt niet vanuit het middel, maar vanuit het heupgewricht. Probeer de beweging eerst in gedachten voor u te zien en daarna pas uit te voeren.

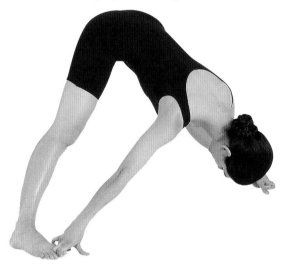

1 Zet uw voeten evenwijdig aan elkaar zo'n 135 cm uiteen. Adem in, strek uw dijen en knieën en strek uw armen boven uw hoofd uit. Buig naar voren in het heupgewricht terwijl u de knieën en dijbeenspieren sterk omhooghoudt. Breng uw handen naar uw voeten en pak uw enkels aan de achterkant vast of pak de grote teen met uw wijs- en middelvinger. Adem in en rek uw bovenlichaam uit, terwijl u de benen gestrekt houdt en uw nek één lijn vormt met de ruggengraat. Trek de spieren van het bekken en de onderbuik op voor ondersteuning. Zet de borstkas uit en adem gelijkmatig.

🪷 Als u dit moeilijk vindt, stijf bent of last van uw rug heeft, plaats dan de handen op de voorkant van uw dijen en buig de knieën licht tijdens de houding. Houd de ruggengraat in een rechte lijn.

2 Buig nog verder naar voren (niet meer dan een paar centimeter) in de heupen bij een uitademing en houd uw ruggengraat en benen recht. Richt de ademhaling op het gebied van de strekking. Beweeg de ellebogen naar het plafond en laat uw borstkas ontspannen in de richting van de vloer. Houd uw knieën recht.

🪷 Gaat deze oefening u makkelijk af, zet de voeten dan dichterbij elkaar en herhaal de oefening. Probeer uw hoofd geleidelijk naar de grond tussen uw voeten te bewegen.

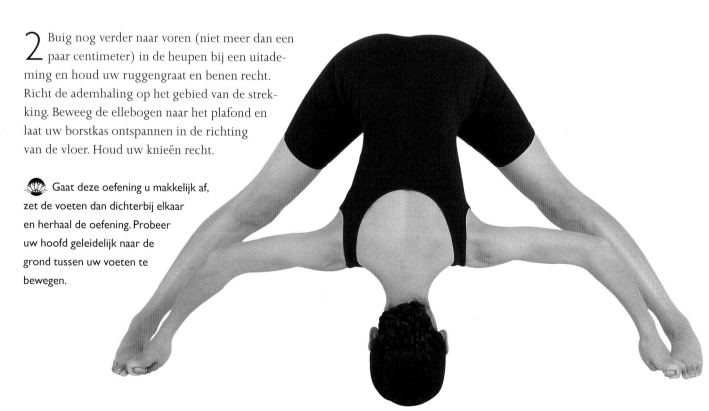

Verlengde hoek

PARSVAKONASANA Door regelmatig deze oefening te doen, worden de ruggengraat en benen soepeler en sterker. Ook de spijsvertering, uitscheiding en ademhaling verbetert en u wordt zich meer en meer bewust van de eenheid van uw lichaam. Als u last heeft van uw onderrug tijdens de driehoekhouding (zie pagina 56), zult u deze houding makkelijker vinden. Let eens op de manier waarop uw zij zich openstelt tijdens de oefening. Het is geen eenvoudige houding, maar probeer uzelf te voelen alsof u in de grond geworteld bent en geniet met zelfvertrouwen van het wijdse gevoel.

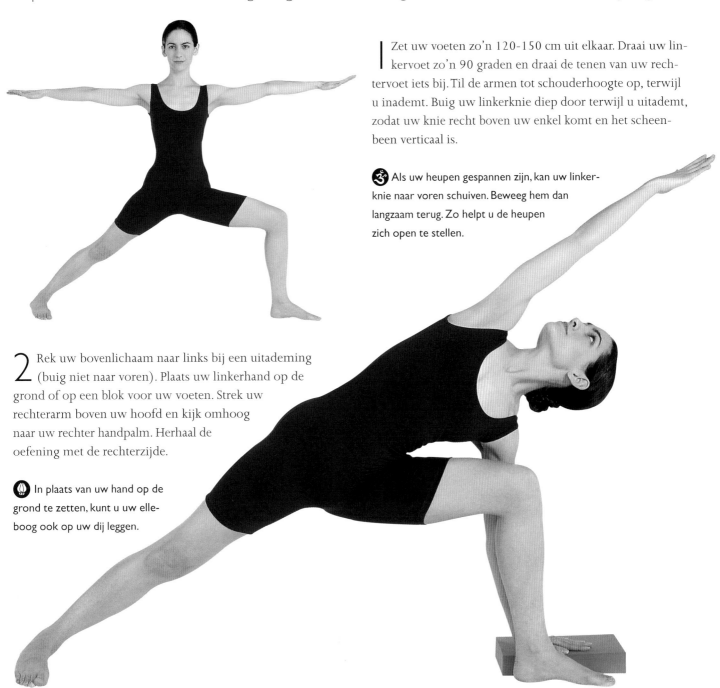

1 Zet uw voeten zo'n 120-150 cm uit elkaar. Draai uw linkervoet zo'n 90 graden en draai de tenen van uw rechtervoet iets bij. Til de armen tot schouderhoogte op, terwijl u inademt. Buig uw linkerknie diep door terwijl u uitademt, zodat uw knie recht boven uw enkel komt en het scheenbeen verticaal is.

🕉 Als uw heupen gespannen zijn, kan uw linkerknie naar voren schuiven. Beweeg hem dan langzaam terug. Zo helpt u de heupen zich open te stellen.

2 Rek uw bovenlichaam naar links bij een uitademing (buig niet naar voren). Plaats uw linkerhand op de grond of op een blok voor uw voeten. Strek uw rechterarm boven uw hoofd en kijk omhoog naar uw rechter handpalm. Herhaal de oefening met de rechterzijde.

🔆 In plaats van uw hand op de grond te zetten, kunt u uw elleboog ook op uw dij leggen.

De krijger

VIRABHADRASANA Virabhadra was een krijger uit de Indiase mythologie. De twee krachtige en dynamische houdingen kenmerken zich door een energieke stijl. Beide houdingen hebben een krachtige uitwerking op de heupen, het bekken en de onderrug, waar de laagste drie *chakra's* zich bevinden. Ze versterken de dijbeenspieren, brengen ze in harmonie en brengen energie en kracht naar plekken in het lichaam of de geest waar het nodig is.

Variatie 1

1 Zet de voeten ongeveer 135 cm uit elkaar. Draai uw linkerbeen 90 graden naar buiten en draai de tenen van de rechtervoet iets naar binnen. Draai de heupen zodat ze recht boven het linkerbeen komen en hef uw armen boven het hoofd bij een inademing.

2 Breng het bekken in evenwicht en breng de bekkenbodem en de lage buikspieren omhoog. Zo ondersteunt u de ruggengraat. Laat uw billen naar beneden zakken en duw de achterkant van uw hiel en de buitenkant van de voet stevig tegen de grond. Houd uw armen recht, breng de handpalmen samen en buig, als u uitademt, de linkerknie in een diepe knieval tot recht boven uw enkel. Kijk omhoog en hef de borstkas op. Adem in. Herhaal de oefening met uw rechterzijde.

🔆 Kunt u uw armen niet recht houden met de handpalmen tegen elkaar, houd ze dan op schouderafstand. Lukt het u niet de achterkant van uw hiel op de grond te houden, zet er dan een blok onder en druk het blok met uw hiel stevig tegen de grond.

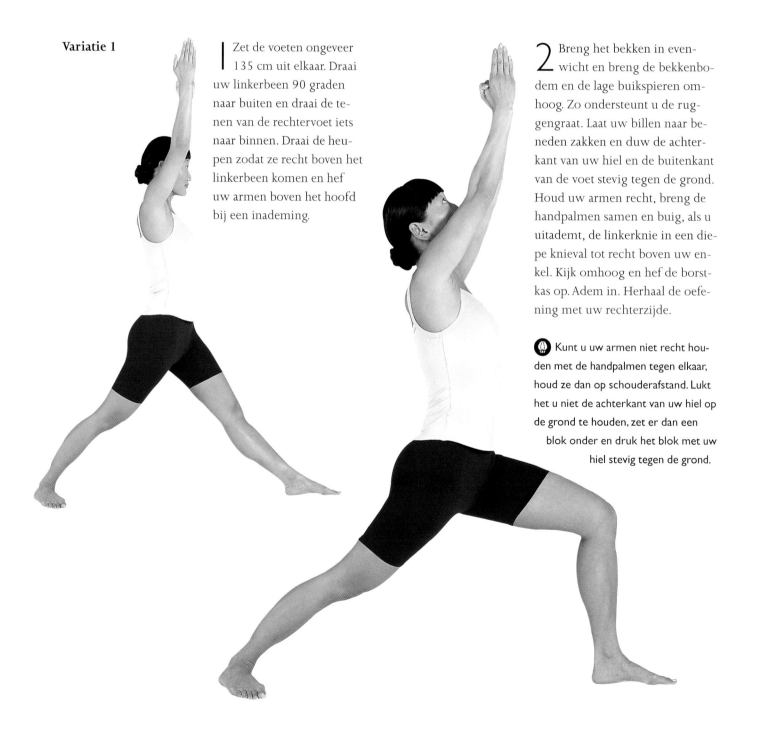

Variatie 2

| Zet uw voeten zo'n 135 cm uit elkaar. Draai uw linkerbeen 90 graden
naar buiten en trek de tenen van uw rechtervoet iets naar binnen. Til uw
armen tot schouderhoogte op bij een inademing en strek uw bovenlichaam.
Breng de bekkenbodem en lage buikspieren omhoog.

🕉 U kunt de twee stappen als een dynamische
serie oefenen. Adem uit en doe stap twee, adem
in en neem de houding van stap een weer aan.
Herhaal dit een aantal keren en luister goed
naar uw ademhaling als u bezig bent.

2 Draai, als u uitademt, uw
hoofd zodat u langs uw
middelvinger van uw rechterhand kijkt. Buig uw linkerknie
een maak een diepe knieval.
Adem in. Doe de oefening daarna met de rechterzijde.

❗ Beide variaties kunnen uw
knieën bezeren als u ze verkeerd uitvoert. Zorg ervoor dat de knie altijd
in dezelfde richting wijst als uw voet
– laat de knie niet naar binnen zwik-
ken. Houd uw dijspieren gespannen.
Als u een diepe knieval maakt, zet de
voorkant van de knie dan recht boven uw enkel, het scheenbeen lood-
recht en de dij parallel met de vloer.

Neerkijkende hond

ADHO MUKHA SVANASANA De naam 'neerkijkende hond' had niet beter gekozen kunnen worden; deze houding lijkt echt op een hond die zich uitrekt. Na deze oefening zult u zich krachtiger en opgefrist voelen. Door het oefenen van deze houding ontwikkelt u grote kracht en bewegingsvrijheid in het bovenlichaam. Als u pas met yoga begint, kan de spanning op de polsen soms teveel worden. Rust zo vaak als nodig is, maar probeer niet op te geven – dit kan verbazingwekkende resultaten opleveren.

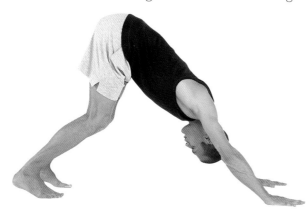

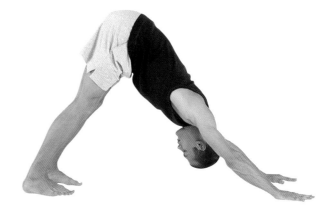

1 Begin op handen en voeten, terwijl uw handen op schouderhoogte op de grond staan. Houd de vingers ge- spreid en laat de middelvinger naar voren wijzen. Trek uw voeten daarna onder u en richt de heupen hoog in de lucht. Zorg dat de voeten recht onder de heupen komen te staan. Buig uw knieën en til de hielen van de grond. Trek uw schouderbladen naar achteren in de richting van uw middel. Sluit de oksels niet af. Haal een paar keer adem.

2 Richt uw onderbuik omhoog richting de ruggengraat. Kantel het einde van de wervelkolom richting het pla- fond en duw het schaambeen tussen de benen. Duw de han- den krachtig naar beneden. Trek bij een uitademing de dij- beenspieren samen en trek uw benen recht – houd onder- tussen de kromming van de onderrug vast. Duw uw hielen in de grond, laat uw nek ontspannen en kijk langs de punt van uw neus. Adem zo tenminste vijf keer in en uit.

De giraffe is een variatie op deze houding. Als u bij stap twee van 'neerkijkende hond' bent, zet dan uw handen iets dichterbij uw voeten en zet uw linkerhand en -voet zo'n 10-15 cm naar voren. Houd uw be- nen gestrekt en trek de dijbeenspieren en de spieren van de onder- buik op. Hef het staartbeen omhoog. U voelt dan een krachtige strekking in uw linkerbeen en langs uw linkerzij. Ga terug naar stap twee van de 'neerkijkende hond' en herhaal de oefening met uw rechterhand en -voet.

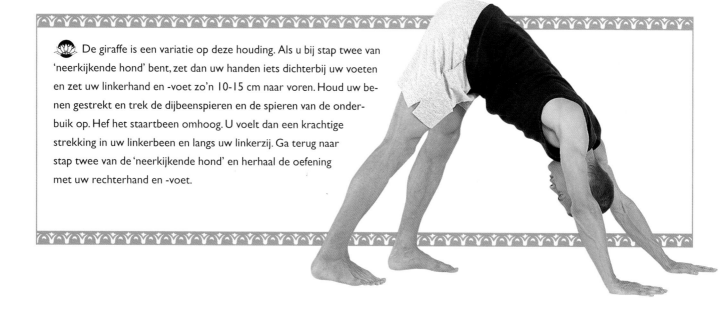

Opkijkende hond

Dit is een krachtgevende houding die het zenuwstelsel stimuleert. De houding vereist sterke polsen en een flexibele rug, maar net zoals in het geval van de 'neerkijkende hond', krijgt u die snel genoeg door regelmatig oefenen. De 'opkijkende hond' is een diepe rugbuiging – als u hierdoor last krijgt van uw onderrug, probeer dan uw buikspieren op te heffen om de ruggengraat maximaal te ondersteunen. Of probeer een eenvoudiger versie tot u wat meer geoefend bent.

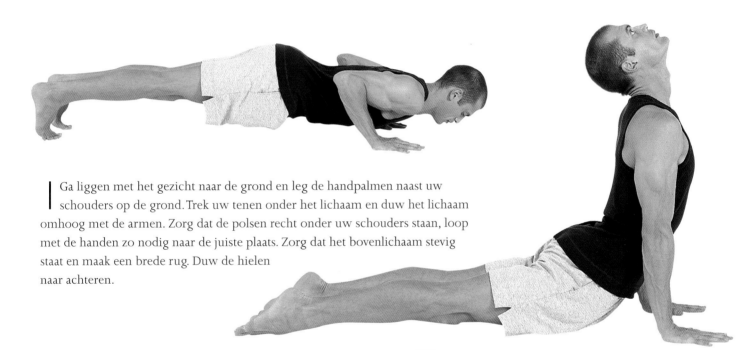

1 Ga liggen met het gezicht naar de grond en leg de handpalmen naast uw schouders op de grond. Trek uw tenen onder het lichaam en duw het lichaam omhoog met de armen. Zorg dat de polsen recht onder uw schouders staan, loop met de handen zo nodig naar de juiste plaats. Zorg dat het bovenlichaam stevig staat en maak een brede rug. Duw de hielen naar achteren.

2 Beweeg het gehele lichaam naar voren en omhoog bij een inademing. Strek uw tenen en vind evenwicht op uw handpalmen en het voorste deel van de voeten. Richt het centrum van de borstkas omhoog en kijk op. Duw uw bovenlichaam en de spieren aan de voorkant van de benen hard omhoog. Vergeet niet uw nek gestrekt te houden en laat de schouders niet inzakken. Adem in.

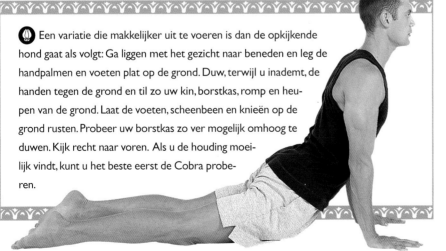

Een variatie die makkelijker uit te voeren is dan de opkijkende hond gaat als volgt: Ga liggen met het gezicht naar beneden en leg de handpalmen en voeten plat op de grond. Duw, terwijl u inademt, de handen tegen de grond en til zo uw kin, borstkas, romp en heupen van de grond. Laat de voeten, scheenbeen en knieën op de grond rusten. Probeer uw borstkas zo ver mogelijk omhoog te duwen. Kijk recht naar voren. Als u de houding moeilijk vindt, kunt u het beste eerst de Cobra proberen.

De boom

VRKSASANA De boom en alle andere balanshoudingen bevorderen een fysiek en mentaal evenwicht. Uw emoties hebben een grote invloed op uw balans. Toch kunt u leren emoties tot rust te brengen door te leren om het lichaam in evenwicht te houden. De oefeningen worden gemakkelijker als u zich tijdens een houding een enkele boom in een weiland voorstelt.

1 Ga in de eerste variatie van de berghouding (zie pagina 54) staan. Zorg ervoor dat uw gewicht gelijk over beide voeten is verdeeld.

2 Breng het gewicht naar de linkervoet en trek uw rechterknie naar uw borst op. Sla beide handen er omheen. Voel hoe uw onderrug zich uitrekt en de buikspieren meewerken.

🪷 Als u zich prettig en in evenwicht voelt bij stap 3, probeer dan de slothouding eens. Strek uw armen boven uw hoofd, maar blijf uw nek en schouders ontspannen. Houd de houding vast terwijl u een paar keer ademt. Denk eens na over de eigenschappen van een boom – sterk, maar soepel, diep geworteld, maar meebuigend in de wind. Laat alle stijfheid varen – ontspan iedere vezel in uw voeten, schouders, tong en gezicht. Gaat u dit gemakkelijk af, breng dan de handpalmen samen, maar houd de ellebogen recht, en adem een paar keer met uw ogen dicht.

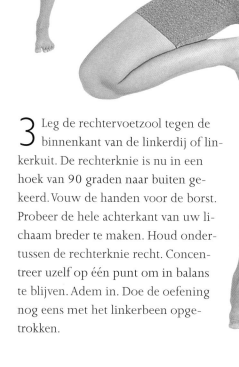

3 Leg de rechtervoetzool tegen de binnenkant van de linkerdij of linkerkuit. De rechterknie is nu in een hoek van 90 graden naar buiten gekeerd. Vouw de handen voor de borst. Probeer de hele achterkant van uw lichaam breder te maken. Houd ondertussen de rechterknie recht. Concentreer uzelf op één punt om in balans te blijven. Adem in. Doe de oefening nog eens met het linkerbeen opgetrokken.

De adelaar

GARUDASANA De adelaarhouding richt uw aandacht naar binnen door alle energie naar de *ajna chakra* (zie pagina 25), die zich boven en tussen uw ogen bevindt, te brengen. Hierdoor strekken de spieren van uw schouders en bovenrug zich licht en ontspannen zich. Vooral als u vaak lange tijd achter de computer doorbrengt, is dit een hele nuttige oefening.

🕉 De adelaar symboliseert de overwinning van de geest over het verstand. Als we in deze houding de balans vinden, kunnen we zien met het derde oog (*ajna chakra*) en ons werkelijke wezen scherp in beeld brengen.

Ga staan en zet de voeten een eindje uit elkaar. Hef de armen tot schouderhoogte op als u inademt. Buig bij een uitademing beide knieën zo diep als u kunt zonder de hielen van de grond te lichten. Kruis uw rechterbeen over het linker en zet de rechtervoet achter de linkerkuit als u kunt. Houd de benen sterk gebogen en de heupen recht. Leg de rechterarm over de linker met de handpalmen naar boven bij een uitademing. Buig nu de ellebogen en vouw de handen samen, zodat uw rechterhand de linkerduim vasthoudt. Til de ellebogen op. Adem regelmatig en maak zo de ruimte tussen de schouders groter. Richt uw aandacht op de *ajna chakra*. Herhaal de houding daarna, maar kruis de armen en benen andersom.

🕉 De adelaar vereist sterke knieën. Oefen daarom alleen de posities van de arm als u een geblesseerde knie heeft, de houding als ongemakkelijk ervaart of als u het lastig vindt uw evenwicht te bewaren met uw benen ineengestrengeld. Als u de armen in de juiste houding hebt, kunt u de spieren in uw rug verder strekken door de ellebogen tot schouderhoogte te brengen.

🕉 U zult merken dat het gemakkelijker is de houding óf met links óf met rechts uit te voeren, zoals vaak het geval is met asymmetrische houdingen bij yoga. Als u oefent kunt u daarom, de arm die het gemakkelijkste gaat afwisselen, totdat links en rechts even soepel zijn.

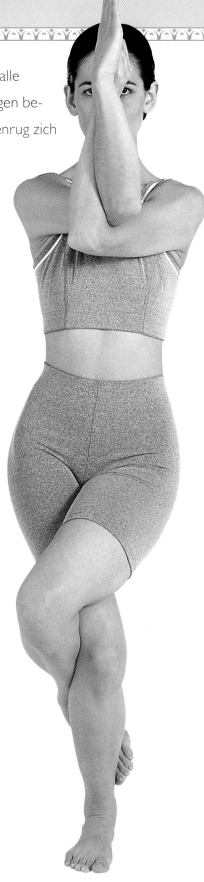

Wassende maan

ARDHA CHANDRASANA Dit is een korte serie bewegingen die de boven- en onderrug, dijen en buik-spieren ontwikkelt. Het helpt u de borst-chakra (*anahata*), het centrum van ambitie, liefde, hoop en mede-leven, open te stellen en te verwijden. Net als alle andere rugbuigingen geeft de wassende maanhouding nieuwe energie en heeft het een verjongend effect op het lichaam. Het vormt een onderdeel van de 'zon-negroet' sessie (zie pagina 94).

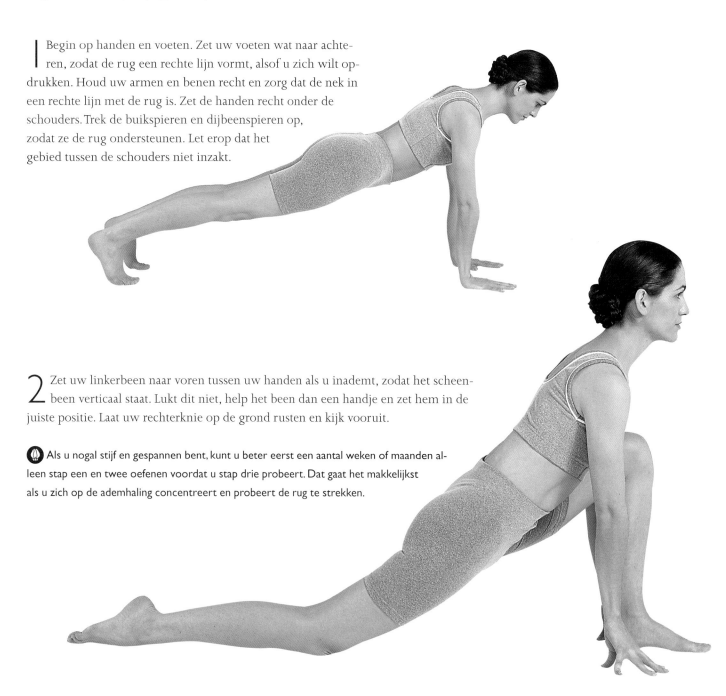

1 Begin op handen en voeten. Zet uw voeten wat naar achte-ren, zodat de rug een rechte lijn vormt, alsof u zich wilt op-drukken. Houd uw armen en benen recht en zorg dat de nek in een rechte lijn met de rug is. Zet de handen recht onder de schouders. Trek de buikspieren en dijbeenspieren op, zodat ze de rug ondersteunen. Let erop dat het gebied tussen de schouders niet inzakt.

2 Zet uw linkerbeen naar voren tussen uw handen als u inademt, zodat het scheen-been verticaal staat. Lukt dit niet, help het been dan een handje en zet hem in de juiste positie. Laat uw rechterknie op de grond rusten en kijk vooruit.

⬤ Als u nogal stijf en gespannen bent, kunt u beter eerst een aantal weken of maanden al-leen stap een en twee oefenen voordat u stap drie probeert. Dat gaat het makkelijkst als u zich op de ademhaling concentreert en probeert de rug te strekken.

3 Ontspan de spieren aan de binnenkant van uw dij als u uitademt en trek de buikspieren daarna omhoog om de ruggengraat te ondersteunen. Adem in en richt het bovenlichaam op. Laat de handen ondertussen op de linkerknie rusten. Verwijd de borstkas en laat het staartbeen zakken. Adem in. Herhaal de oefening met de andere kant.

❗ Als u tijdens de houding last krijgt van uw knieën, kan het zijn dat de knie te ver is doorgebogen. Zorg dat de knie recht boven de enkel staat. Blijft de pijn, probeer dan een andere oefening, bijvoorbeeld de cobra (zie pagina 73) of de brug (zie pagina 77).

✿ Als u zich zeker voelt bij stap 3 kunt u de uiteindelijke houding aannemen. Strek daarvoor uw armen boven het hoofd terwijl u inademt. Trek de buikspieren sterk omhoog om uw ruggengraat maximaal te ondersteunen. Stel uw borstkas – de zetel van de hart-*chakra* – open en zet hem uit. Laat de borstkas iets omhoog komen en laat uw hoofd naar achteren zakken. Kijk omhoog en concentreer u op een regelmatige ademhaling.

Voelt u zich gemakkelijk en in evenwicht, leg dan de handpalmen tegen elkaar terwijl u de armen recht houdt. Adem in. Breng uw handen naar de grond als u uitademt en stap terug met het linkerbeen, zodat deze weer naast het rechter staat. Herhaal de oefening met het rechterbeen naar voren.

۞ De wassende maanhouding is niet alleen een rugbuiging, maar zoals alle rugbuigingen ook een strekking van de voorkant van het lichaam. Bij rugbuigingen komt het soms voor dat in een poging de houding aan te nemen, de ruggengraat in elkaar gedrukt wordt. Maar bij een goede rugbuiging rekt u zich juist uit en wordt de ruggengraat verlengd, zodat er zoveel mogelijk ruimte tussen de ruggenwervelschijven komt. U kunt dit doen door de spieren aan de voorkant van het lichaam als evenwicht voor de ruggengraat te gebruiken door ze op te heffen en te strekken. Probeer de aandacht op de voorkant van het lichaam te richten tijdens de wassende maanhouding en u zult merken dat de rugbuiging dan vanzelf gaat.

De kindhouding

BALASANA Deze liefdevolle, koesterende houding lijkt op een baby die zich in de baarmoeder nestelt. Het verzacht de rug en is rustgevend voor het hoofd, het gezicht en de ogen. De kindhouding maakt de enkels, knieën en heupen soepel en buigzamer. Probeer uzelf tijdens het in- en uitademen in de kindhouding, voor te stellen dat het hoofd en het bekken, zware gewichten zijn die naar de grond toe ontspannen, waartussen de ruggengraat zich geleidelijk aan uitstrekt. Vanuit de kindhouding kunt u in een vloeiende beweging overgaan in de kameel (zie hiernaast).

1 Kniel op de grond met uw knieën en enkels tegen elkaar (ga niet op uw hielen zitten). Til uw armen rustig boven uw hoofd terwijl u inademt. Houd uw nek en onderrug gestrekt en ontspannen. Let op een regelmatige ademhaling.

2 Ga bij een uitademing op uw hielen zitten en buig kalm naar voren. Leg uw voorhoofd op de grond en leg uw handen met de handpalmen omhoog naast de voeten. Adem zacht en regelmatig door. Laat de spieren in uw nek, schouders en borstkas ontspannen.

🪷 Merkt u dat het knielen niet prettig is, probeer de houding dan met een opgerolde mat of deken onder uw enkels, zodat de voorkant van uw voeten niet zoveel druk te verduren krijgt. U kunt ook een blok tussen uw heupen en hielen leggen als de knieën stijf aanvoelen. Als het moeilijk is om het hoofd op de vloer te leggen, kunt u een blok onder het voorhoofd leggen.

🕉 Let als u ademhaalt eens op de beweging van het middenrif dat tegen uw dijen wordt geduwd.

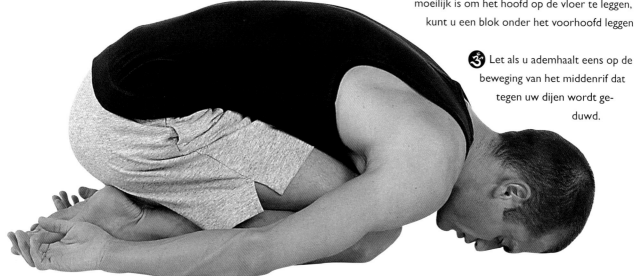

De kameel

USTRASANA Dit is een diepe, maar veilige rugbuiging die de spieren van het dijbeen, de buik, de nek en de rug in harmonie brengt en de werking van de schildklier stimuleert. Het zorgt voor een diepe ademhaling en verwijdert spanningen in de borstkas en de keel. Doe de oefening niet als u een nek- of rugaandoening heeft, als u zwanger bent of onlangs aan uw buik bent geopereerd.

1 Kniel op de grond met uw knieën boven uw heupen. Til uw armen boven uw hoofd als u inademt. Strek de voorkant van uw dijen en maak uw onderrug los. Trek de lage buikspieren en bekkenbodemspieren op. Laat uw rechterhand naar uw rechterhiel vallen als u uitademt.

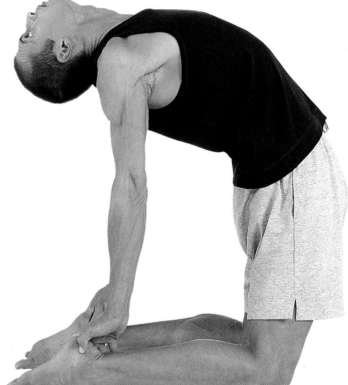

2 Leg uw rechterhand op de rechterhiel. Blijf omhoog gaan door de voorkant van uw dijen, onderbuik en linkerarm terwijl u naar uw rechterhiel kijkt. De bilspieren trekken dan vanzelf samen. Kniel weer recht-op en herhaal stap een en twee met uw linkerarm.

3 Herhaal stap een, maar beweeg nu beide handen naar achteren en pak de hielen vast. Buig naar voren in uw dijen, zet de borstkas uit en richt de voorkant van het lichaam op. Maak uw ruggengraat lang en laat uw hoofd langzaam naar de grond zakken.

💧 Als u uw hielen niet kunt aanraken in de kameelhouding, trek uw tenen dan onder u en trek de hielen iets omhoog.

🕉 Stel u voor dat uw lichaam een regenboog vormt.

Kop van de koe

GOMUKASANA De vreemde naam voor deze houding, is afgeleid van de houding van het lichaam dat ongeveer de vorm van een omgekeerde kop van een koe vormt (de voeten vormen dan de horens). Hoewel de houding nogal in elkaar is gestrengeld (het lichaam nogal in de knoop lijkt te zitten), is het een fantastische manier om spanningen in het bovenste deel van de rug en de schouders kwijt te raken en het gebied rond het heiligbeen, de billen en de dijen los te maken. Probeer uzelf te concentreren op het spreiden van het lichaam tijdens de houding.

Lukt het u niet om de handen achter uw rug te vouwen, dan kunt u een riem of touwtje in de bovenste hand nemen en dat met de andere hand vastpakken.

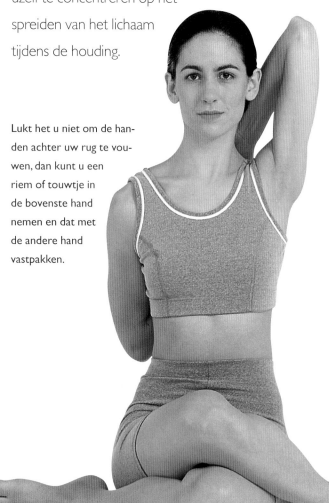

⬤ Als uw knieën pijn doen tijdens de houding of als het moeilijk is beide knieën op de juiste plaats te krijgen, dan kunt u de oefening eerst met één been doen. Leg het linkerbeen dan recht naar voren, buig de rechterknie en leg de rechterkuit over uw linkerbeen. Probeer beide knieën op een lijn te krijgen. Wissel de benen daarna.

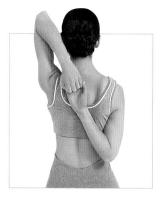

⬤ Vindt u het moeilijk om de benen in de juiste houding te krijgen, concentreer u dan gewoon alleen op de houding van de armen.

Ga zitten met uw benen recht vooruit. Sla uw rechterbeen over het linker en zet de rechterenkel naast uw linkerheup. Trek daarna het linkerbeen onder de rechter, zodat de ene knie op de andere ligt en ontspan de enkels (dit wordt de advieshouding genoemd). Houd de benen in de advieshouding en til uw linkerarm boven uw hoofd en buig uw rechterarm achter uw rug met de handpalm naar buiten. Buig de linkerarm, zodat uw handpalm tussen de schouderbladen komt te liggen. Vouw de handen samen. Let erop dat de rug niet gebogen is en dat u de onderbuik licht optilt. Houd uw hoofd in het midden. Herhaal de houding met het linkerbeen en de rechterarm boven.

Beenstrekking (zittend)

JANU SIRSASANA De nieren, lever, milt en spieren van de onderrug worden flink getraind door deze diepe zijstrekking. De zittende beenstrekking heeft ook een prima ontgiftende werking op het lichaam. Het kan zijn dat u eerst nog stijf bent, maar als u de houding voorzichtig en zorgvuldig opbouwt, zult u al snel de voordelen ervan voelen.

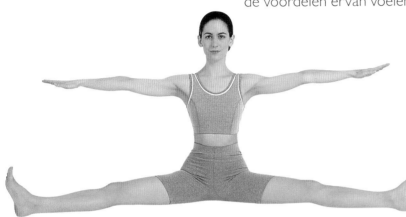

1 Ga zitten en leg de benen zo ver uit elkaar als nog prettig voelt bij een rechte rug. Strek de tenen en richt de knieën recht omhoog. Trek de lage buikspieren in en til de armen tot schouderhoogte op als u inadem

🕉 U kunt een blok onder uw heupen leggen als u het moeilijk vindt om rechtop te zitten bij deze houding.

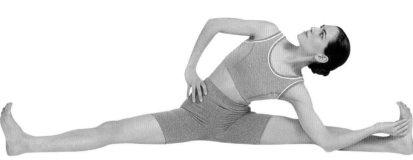

2 Buig het lichaam naar links als u uitademt. Laat de borstkast naar voren wijzen en houd beide heupen op de grond. Leg uw linkerhand op uw voet of aan de binnenkant van uw been op de grond. Leg uw rechterhand op de rechterheup. Adem in. Kijk over uw rechterschouder en herhaal de oefening met uw linkerzij.

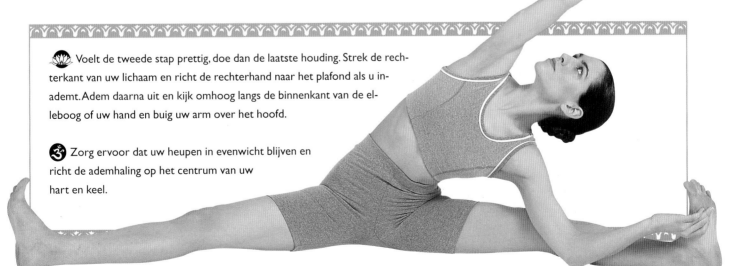

🪷 Voelt de tweede stap prettig, doe dan de laatste houding. Strek de rechterkant van uw lichaam en richt de rechterhand naar het plafond als u inademt. Adem daarna uit en kijk omhoog langs de binnenkant van de elleboog of uw hand en buig uw arm over het hoofd.

🕉 Zorg ervoor dat uw heupen in evenwicht blijven en richt de ademhaling op het centrum van uw hart en keel.

Voorwaartse buiging (zittend)

PASHIMOTTANASANA Veel mensen vinden deze houding waarschijnlijk frustrerend omdat we het idee maar niet los willen laten dat we de buiging helemaal af moeten kunnen maken als we maar hard genoeg oefenen. In werkelijk verliezen we heel wat soepelheid al op jonge leeftijd door vooral op stoelen te zitten in plaats van op de grond. De sleutelwoorden voor deze houding zijn geduld en oefening.

1 Ga op de grond zitten en strek de benen, terwijl u de binnenkant van uw hielen en de gewrichten van de grote teen naar beneden duwt om de binnenkant van de benen gestrekt te houden. Til de armen boven het hoofd als u inademt. Trek de spieren van de onderbuik op.

2 Buig vanuit uw heupen naar voren bij een uitademing. Rek de ruggengraat zover als u kunt (geef niet de richting aan met uw kin). Laat uw handen op uw benen rusten. Zorg dat de ruggengraat en uw nek een lijn vormen. Druk het gebied van de borstkas niet in elkaar.

🪷 Dit is een houding voor heel lenige mensen, maar u kunt de houding veel gemakkelijker maken door op een blok te gaan zitten. Of buig uw knieën, pak uw voetzolen vast en breng u borstkas naar de dijen toe — strek de benen geleidelijk. Een andere manier is om een riem om uw voeten te leggen en die vast te pakken.

3 Houd uw tenen, enkels of welk deel van uw benen u kunt bereiken losjes vast. Adem in en richt het lichaam op, terwijl u de buikspieren en bekkenbodemspieren optrekt en de ruggengraat uitrekt. Buig langzaam naar voren bij de volgende uitademing, buig uw ellebogen naar buiten met de nek en schouders ontspannen. Herhaal dit enkele in- en uitademingen.

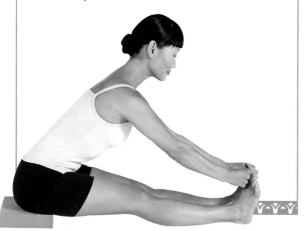

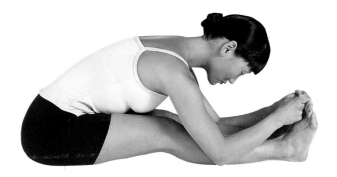

De cobra

BHUJANGASANA Deze houding lijkt op de houding van een slang voordat hij aanvalt. Het is een rugbuiging die de ruggengraat sterker en soepeler maakt en de spijsvertering, uitscheiding, het zenuwstelsel en de ademhalingsorganen stimuleert. Net als andere rugbuigingen stimuleert het ook de werking van de hersenen. De houding verfrist en geeft nieuwe kracht. De kindhouding (zie pagina 68) is een prima houding om in te ontspannen na de cobra.

1 Ga liggen met uw gezicht naar de grond, ontspan de hielen en trek de buikspieren rustig op. Leg uw handen naast uw schouders op de grond. Richt de borstkas, het hoofd en de handen van de grond met behulp van uw buik en rug als u inademt.

🕉 De houding hoort veel potentiële energie te tonen. Stel u een cobra voor die op het punt staat aan te vallen.

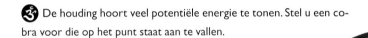

2 Zet de handen stevig op de grond bij de volgende uitademing, trek de schouderbladen naar achteren en naar beneden en duw het midden van de borstkas omhoog en naar voren. Maak uw nek lang en houd de buikspieren krachtig opgetrokken om de houding steun te geven. Laat uw schouders niet inzakken, zodat ze gelijk komen met uw oren. Haal zo een paar keer adem.

🕉 Vindt u deze houding moeilijk dan kunt u een opgerolde deken net onder uw heupen leggen, zodat ze ondersteund worden. Het helpt u om meer omhoog te komen en de schouders te ontspannen. Buig ook uw ellebogen.

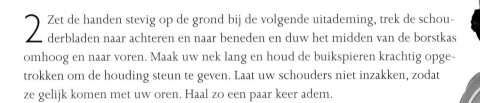

De kleermaker

BADDHA KONASANA Het Sanskriet kan vertaald worden met 'gebonden' (*baddha*), 'hoek' (*kona*) en 'houding' (*asana*). De genoemde hoek is de hoek die de benen en de romp maken. Het lichaam buigt kalm naar voren vanuit de heupen, waardoor de oefening heel geschikt is om de heupen soepeler te maken en de ruggengraat beter te strekken. De oefening maakt de onderbuik sterker en vermindert menstruatieklachten en blaasproblemen.

1 Ga zitten met uw voetzolen bij elkaar en een rechte rug. Trek de lage buikspieren omhoog om de ruggengraat te ondersteunen. Leg uw handen op een makkelijk bereikbare plaats, zoals op uw voeten, enkels of scheenbeen. Concentreer u erop om de binnenkant van de dijen te ontspannen en laat uw knieën naar buiten vallen. Adem in, zet de borstkas uit en hef hem omhoog.

Hoewel deze houding eenvoudig uit te voeren lijkt, vinden veel mensen het een lastige houding. Als u niet makkelijk rechtop kunt zitten, probeer dan op de zijkant van een blok te zitten. Hierdoor wordt u in een rechte houding geholpen, zodat de oefening eenvoudiger wordt.

Houd in gedachte dat de kleermaker voornamelijk een oefening is om de ruggengraat te verlengen door een buiging vanuit de heupen (en niet vanuit het middel) te maken en ook tot doel heeft de dijen te ontspannen – het is niet de bedoeling het hoofd naar de grond te duwen.

2 Houd de borstkas opgezet als u uitademt en buig losjes naar voren vanuit de heupen. Zorg dat u uw rug vlak houdt. Laat als u niet verder kunt buigen, het hoofd rustig naar voren vallen en buig de ruggengraat mee. Let erop dat u de schouders niet optrekt en niet de voeten naar u toe probeert te trekken. Ontspan. Adem in en ontspan daarna uw dijen en strek de ruggengraat. Kom langzaam omhoog en neem positie 1 weer aan.

De halve lotus

PADMASANA De halve lotus en de lotus zijn traditionele meditatiehoudingen en worden al snel met yoga in verband gebracht. De halve lotus vereist soepele heupen, maar na enige oefening bereiken de meeste mensen de juiste houding. Versterk de ervaring van het effect van de houding door uw hoofd te laten 'verrijzen' en uw ruggengraat te laten 'groeien'. Breng u het beeld voor de geest van een lotusbloem die op het water drijft.

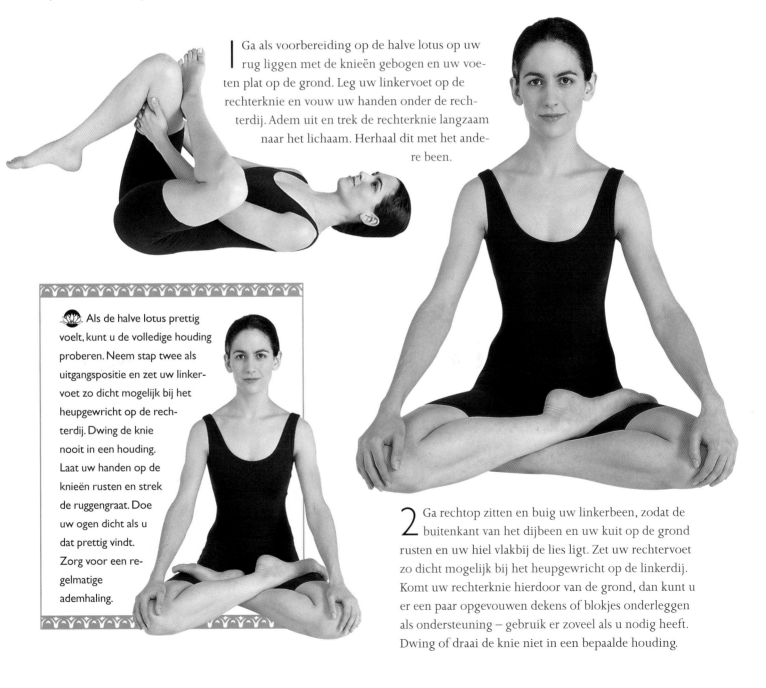

1 Ga als voorbereiding op de halve lotus op uw rug liggen met de knieën gebogen en uw voeten plat op de grond. Leg uw linkervoet op de rechterknie en vouw uw handen onder de rechterdij. Adem uit en trek de rechterknie langzaam naar het lichaam. Herhaal dit met het andere been.

🪷 Als de halve lotus prettig voelt, kunt u de volledige houding proberen. Neem stap twee als uitgangspositie en zet uw linkervoet zo dicht mogelijk bij het heupgewricht op de rechterdij. Dwing de knie nooit in een houding. Laat uw handen op de knieën rusten en strek de ruggengraat. Doe uw ogen dicht als u dat prettig vindt. Zorg voor een regelmatige ademhaling.

2 Ga rechtop zitten en buig uw linkerbeen, zodat de buitenkant van het dijbeen en uw kuit op de grond rusten en uw hiel vlakbij de lies ligt. Zet uw rechtervoet zo dicht mogelijk bij het heupgewricht op de linkerdij. Komt uw rechterknie hierdoor van de grond, dan kunt u er een paar opgevouwen dekens of blokjes onderleggen als ondersteuning – gebruik er zoveel als u nodig heeft. Dwing of draai de knie niet in een bepaalde houding.

Knie-naar-borsthouding

APANASANA Deze eenvoudige houding is een geweldige manier om de grote spieren in de onderrug te ontspannen en spanningen in het gebied van het heiligbeen en de heupen te verminderen. Het is ook een prima tegenhanger na rugbuigingen en gedraaide houdingen. Neem alle tijd voor de houding en probeer u voor te stellen dat het oppervlak van de achterkant van uw lichaam zich langzaam verwijdt, verzacht en openstelt. Observeer hoe zoiets eenvoudigs als ademhalen de spieren in de achterkant van uw lichaam kan spannen en hoe u ze kunt ontspannen door uit te ademen.

1 Ga op uw rug liggen. Trek uw knieën met uw handen naar de borst als u uitademt. Concentreer op de ademhaling. Laat het lichaam uitzetten en uw benen licht van u weg bewegen als u inademt. Duw de benen zachtjes naar u toe als u uitademt. Probeer dit gedurende acht ademhalingen of meer.

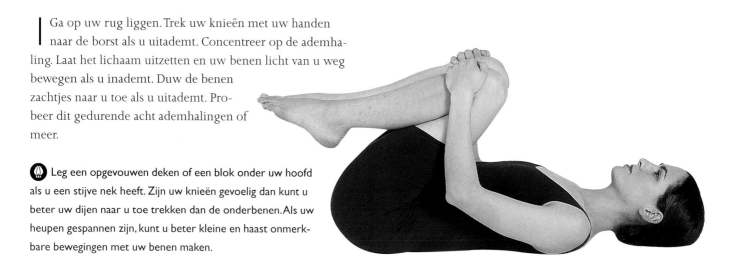

🌼 Leg een opgevouwen deken of een blok onder uw hoofd als u een stijve nek heeft. Zijn uw knieën gevoelig dan kunt u beter uw dijen naar u toe trekken dan de onderbenen. Als uw heupen gespannen zijn, kunt u beter kleine en haast onmerkbare bewegingen met uw benen maken.

2 Zet uw voeten zachtjes op de grond terug en zet ze zo'n 45 cm uit elkaar. Laat uw knieën tegen elkaar rusten. Blijf de rug strekken en ontspan naar de grond als u in deze houding rust. Let op uw ademhaling: deze hoort zacht en gelijkmatig te zijn.

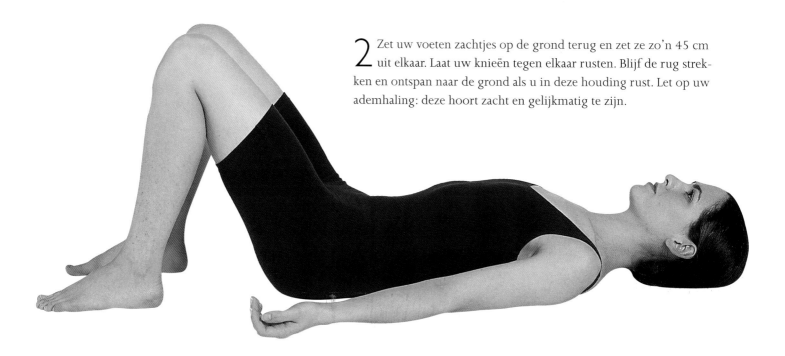

De brug

SETU BANDHASANA De brug is een veilige en diepe rugbuiging die heel geschikt is voor beginners. Het helpt u soepeler te worden, kracht te ontwikkelen en leert u hoe u de buikspieren en bekkenbodemspieren kunt gebruiken. De brug maakt uw benen steviger en laat de borstkas uitzetten, wat het centrum van het hart (anahata) vrijmaakt. Het stimuleert ook de ruggengraat en de klieren in de nek en bereidt het lichaam voor op de schouderstand (zie pagina 86).

Ga met gebogen knieën op uw rug liggen en zet de voeten uit elkaar in een rechte lijn met de heupen. Trek de buikspieren, bilspieren en bekkenbodemspieren in als u uitademt. Til uw heupen van de grond. Leg uw vingers onder u en duw uw armen naar uw voeten. Duw de schouderbladen samen en hef het hele lichaam op. Zet de borstkas uit en til hem zo hoog mogelijk op. Houd de houding enkele ademhalingen vast.

Als u zich prettig voelt in de brug kunt u deze houding uitbreiden met de volgende variatie. Ga liggen in de brughouding. Buig daarna de armen en zet uw handen aan de achterkant van de onderste ribben. Zorg ervoor dat uw vingertoppen naar elkaar wijzen aan beide zijden van de ruggengraat. Probeer uw borst omhoog te duwen met uw handen – laat het lichaam niet op de handen rusten. Til nu uw linkerbeen op, zodat het recht omhoog wijst. Houdt de borst goed omhoog en laat de heupen niet inzakken. Zorg dat het rechterbeen stevig staat. De buikspieren en bekkenbodemspieren horen nog krachtig omhooggetrokken te zijn. Adem regelmatig. Zet het been weer op de grond. Herhaal de oefening met uw rechterbeen.

Een brug vormt een verbinding tussen twee punten. Deze houding helpt u om de voorkant en achterkant van het lichaam, de lagere en hogere *chakra's* en uiteindelijk uw spirituele en lichamelijke wezen te verenigen.

Drie wendingen

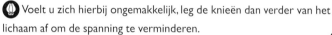

Draaiende houdingen zorgen voor een flexibelere ruggengraat en stimuleren de inwendige organen, met name nieren, maag, alvleesklier en milt, krachtig. Ze vergroten ook het bewustzijn van de ademhaling. Yoga kent veel variaties van draaiende bewegingen, waarvan sommige, zoals de liggende draai die hier is afgebeeld (draai A), passief zijn en gebruik maken van het lichaamsgewicht om de draai te maken, terwijl andere, zoals de zittende draai (B en C), actie vereisen.

Draai A

Ga op uw rug liggen, breng de knieën naar uw borst en spreid uw armen uit tot schouderhoogte. Laat uw knieën naar een kant vallen en draai uw hoofd de andere kant op. Blijf zo gedurende 8-12 ademhalingen liggen. Laat alle spanning van uw voeten, gezicht, handen en de binnenkant van de dijen van u afglijden. Herhaal de oefening op uw andere zij.

🔱 Voelt u zich hierbij ongemakkelijk, leg de knieën dan verder van het lichaam af om de spanning te verminderen.

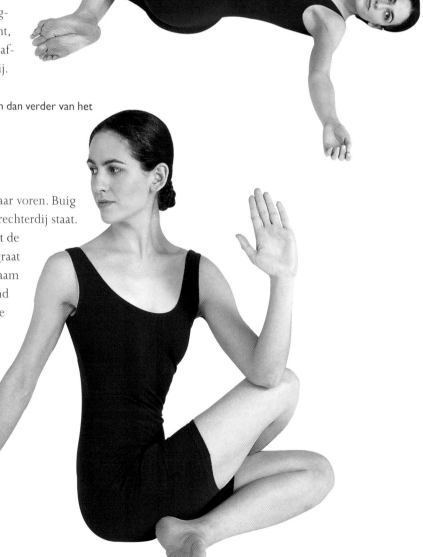

Draai B

Ga op de grond zitten met uw benen recht naar voren. Buig uw linkerknie zodat uw linkervoet naast uw rechterdij staat. Breng het rechterbeen over de linkerdij en zet de voetzool goed op de grond. Strek de ruggengraat en trek de lage buikspieren op. Draai het lichaam naar rechts als u uitademt en leg de linkerhand op uw rechterknie. Druk uw navel richting de ruggengraat en draai het lichaam nog verder als u uitademt. Leg uw linkerelleboog aan de buitenkant van uw rechterknie. Leg de hand losjes op de grond voor evenwicht (breng niet al het gewicht naar de hand over). Houd de houding vast en adem regelmatig, terwijl u bij iedere uitademing de draai dieper probeert te maken.

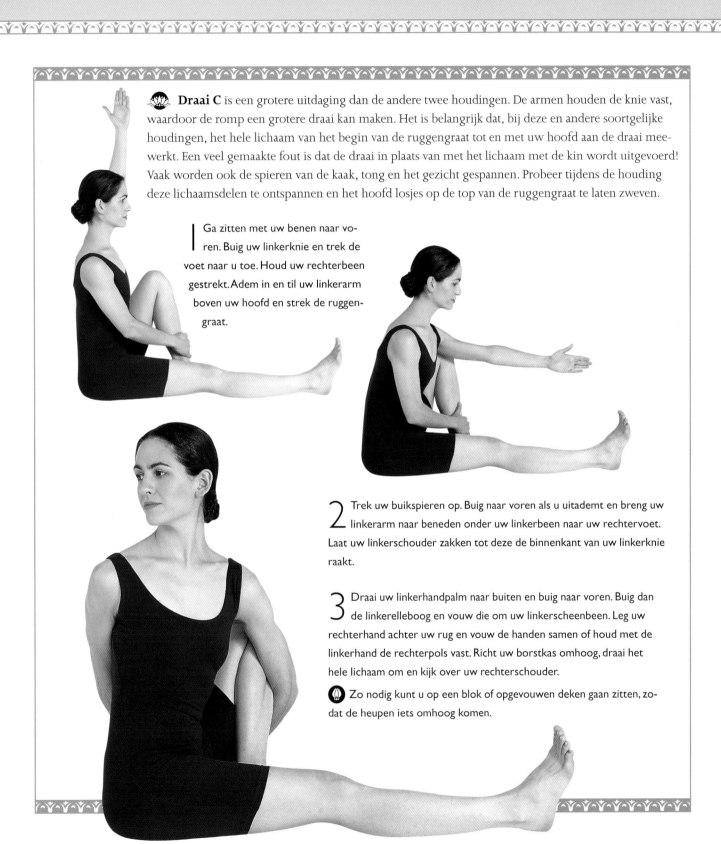

🌸 **Draai C** is een grotere uitdaging dan de andere twee houdingen. De armen houden de knie vast, waardoor de romp een grotere draai kan maken. Het is belangrijk dat, bij deze en andere soortgelijke houdingen, het hele lichaam van het begin van de ruggengraat tot en met uw hoofd aan de draai mee-werkt. Een veel gemaakte fout is dat de draai in plaats van met het lichaam met de kin wordt uitgevoerd! Vaak worden ook de spieren van de kaak, tong en het gezicht gespannen. Probeer tijdens de houding deze lichaamsdelen te ontspannen en het hoofd losjes op de top van de ruggengraat te laten zweven.

I Ga zitten met uw benen naar vo-ren. Buig uw linkerknie en trek de voet naar u toe. Houd uw rechterbeen gestrekt. Adem in en til uw linkerarm boven uw hoofd en strek de ruggen-graat.

2 Trek uw buikspieren op. Buig naar voren als u uitademt en breng uw linkerarm naar beneden onder uw linkerbeen naar uw rechtervoet. Laat uw linkerschouder zakken tot deze de binnenkant van uw linkerknie raakt.

3 Draai uw linkerhandpalm naar buiten en buig naar voren. Buig dan de linkerelleboog en vouw die om uw linkerscheenbeen. Leg uw rechterhand achter uw rug en vouw de handen samen of houd met de linkerhand de rechterpols vast. Richt uw borstkas omhoog, draai het hele lichaam om en kijk over uw rechterschouder.

🔥 Zo nodig kunt u op een blok of opgevouwen deken gaan zitten, zo-dat de heupen iets omhoog komen.

De duif

KAPOTASANA De spierstructuren in de heupen, dijen en onderrug staan nauw met elkaar in verband. Door het buigen van de rug in de duif worden al deze spieren gebruikt. De duif ontwikkelt enorme soepelheid in de heupgewrichten en maakt uw billen en de achterkant van uw dijen steviger. De eerste stap van de houding alleen al zorgt voor een diepe, passieve strekking in deze gebieden.

1 Ga op handen en knieën zitten. Beweeg de linkerknie naar voren en en zet uw linkervoet over het rechterbeen op de grond. Schuif uw rechterbeen naar achteren totdat het gestrekt is (de knie en het eind van de voeten moeten plat op de grond liggen). Laat uw bovenlichaam op uw ellebogen rusten of op het voorhoofd terwijl u uw handen vlak bij uw hoofd houdt. Breng het gewicht over op de benen en adem in.

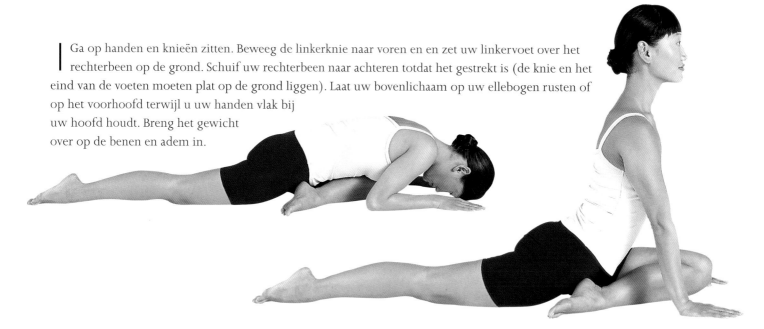

Als stap twee prettig voelt, kunt u de uiteindelijke houding proberen. Zet de handen iets verder terug dan ze bij stap twee stonden. Blijf uw borst omhoog heffen en de buikspieren optrekken. Probeer de dijen te ontspannen. Buig uw rechterknie en til uw handen van de grond voor evenwicht. Houd nu met beide handen uw rechtervoet vast en open de borst helemaal. Adem gelijkmatig in en uit.

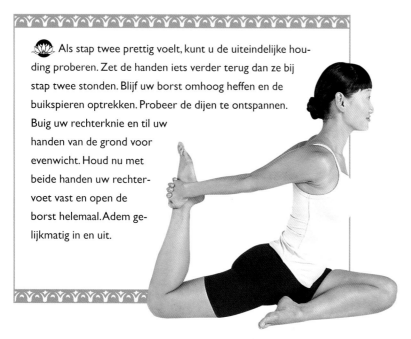

2 Duw uzelf omhoog met uw handen. Trek de bekkenbodemspieren en lage buikspieren op in de richting van de ruggengraat. Probeer tegelijkertijd de binnendijen te ontspannen en te verlengen. Adem in, duw uw borstkas omhoog en strek de armen zover mogelijk. Zorg dat de schouders ontspannen en recht blijven. Richt uw adem naar het midden van de borstkas.

Til de voorkant van het lichaam goed omhoog om lage rugklachten te verzachten.

De rustende held

SUPTA VIRASANA De houding strekt de dijen diep en wordt speciaal aangeraden voor mensen die gespannen dijbeenspieren hebben van het hardlopen of van andere sporten. Ook de knieën worden sterker, maar let op de juiste houding en laat ze altijd op de grond rusten.

1 Ga op een blok zitten en draai de kuitspieren licht naar buiten met uw handen. Kniel dan met de heupen tussen uw hielen, terwijl uw voetzolen omhoog wijzen en houd uw knieën bij elkaar. Laat uw handen op uw dijen rusten. Rek de ruggengraat uit en adem regelmatig.

○ Neem zoveel blokken of boeken als u maar prettig vindt om de houding makkelijker te maken. Zet ze tussen uw voeten en laat de heupen net op de rand balanceren als u naar achteren leunt.

☸ Er gaat een serene kracht uit van deze houding. Als u het prettig vindt, is het een ideale positie voor meditatie. Het kan u helpen uw aandacht naar binnen te richten door uw hoofd naar de borst te brengen en uw ogen dicht te doen (houd de borstkas wel omhoog en uw rug recht).

2 Leg uw handen op de grond achter u of houd u aan het blok vast en draai het bekken rustig naar voren, terwijl u uw billen onder u trekt en de dijen strekt. (Doen uw knieën pijn, stop dan hier met de oefening.) Laat uw ellebogen op de grond zakken. Zorg ervoor dat u het lichaam lang maakt en de dijen strekt. Houd uw knieën bijelkaar.

🪷 Om de eindhouding te kunnen maken, die zonder behulp van blokken wordt geoefend, moet u erg lenig zijn. Laat het lichaam rustig op de grond zakken. Adem in, til uw armen over uw hoofd en laat ze op de vloer achter u rusten. Draai het bekken zo ver mogelijk om de onderrug zo min mogelijk te krommen en uw dijen maximaal te strekken. Adem een paar keer in deze houding. Om weer omhoog te komen, duwt u uw handen op de grond onder het smalle gedeelte van uw rug.

❗ Stop zodra het pijn doet en raadpleeg een leraar voor de juiste houding.

Het wiel

CHAKRASANA Deze schitterende rugbuiging laat energie door alle *chakra's* stromen. Het opent de borst, geeft het hele bovenlichaam kracht en maakt het soepel. Hoewel er veel oefening voor nodig is om deze houding onder de knie te krijgen, zult u beloond worden met een heerlijk sprankelend gevoel en zekerheid. Doe eerst een warming-up voor u aan de houding begint.

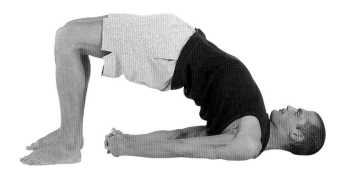

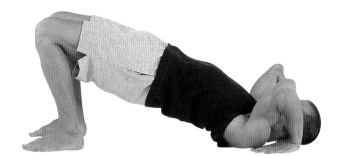

1 Ga op uw rug liggen met gebogen knieën en uw voeten op heupafstand. Neem de brughouding aan (zie pagina 77).

🕉 Als u zich voorbereidt op stap drie, is het goed om uw borstkas geheel uit te zetten. Probeer dan uw handen naar de achterkant van de lage ribben te brengen en uw borst zo ver mogelijk omhoog te tillen. Houd uw knieën evenwijdig.

2 Breng uw handen naar de grond naast uw hoofd met uw vingertoppen naar uw schouders. Uw ellebogen horen recht omhoog te wijzen – zorg ervoor dat ze niet opzij zakken. Probeer met uw duimen de grond aan te raken. Houd uw heupen omhoog.

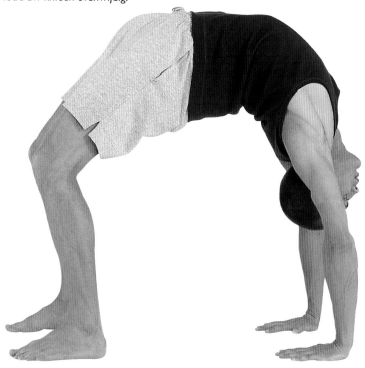

3 Adem in en duw met uw handen en voeten het lichaam omhoog en met uw dijen naar voren. Is de houding u gelukt, dan kunt u een paar keer naar voren en weer terug bewegen (naar uw tenen en terug naar uw neus) om de borstkas te openen. Ga rustig naar de grond en blijf even plat liggen. Rust uit in de kindhouding (zie pagina 68).

💧 Als u stap drie moeilijk vindt, blijf dan bij stap twee, maar duw uzelf omhoog zodat uw hoofd een paar seconden op de grond komt te rusten – zorg dat er geen gewicht op het hoofd rust. Als voorbereiding op deze rugbuiging kunt u eerst de kameel (zie pagina 69) oefenen.

De kraai

BAKASANA Deze houding lijkt werkelijk op die van een kraai. Het maakt uw bovenlichaam, armen en polsen sterker doordat het hele lichaamsgewicht op uw handen komt te rusten. De houding is niet zo moeilijk als het lijkt. De meeste mensen moeten alleen de angst om naar voren te vallen overwinnen. U kunt er gerust op zijn dat u voldoende kracht heeft ontwikkeld om deze oefening te doen, als u de neerkijkende hond (zie pagina 62) zo'n 10 – 15 ademhalingen kunt volhouden.

1 Begin in een hurkzit met uw knieën, enkels en heupen iets naar buiten gedraaid. Duw uw ellebogen licht in de knieholte en breng de handen in het midden van de borst bijelkaar. Strek uw ruggengraat en richt de borst omhoog. Haal een paar keer adem.

2 Leg uw handen plat voor u op de grond. Draai de handen iets naar elkaar toe. Houd uw handen plat en breng uw knieën op dezelfde hoogte als uw schouders. U zult waarschijnlijk op uw tenen moeten staan. Buig uw armen licht en laat de ellebogen naar buiten wijzen.

3 Zet de binnenkant van de knieën tegen uw bovenarmen en beweeg het lichaam rustig naar voren. Kijk niet naar uw handen, maar naar voren. Breng uw gewicht in een soepele beweging van de voeten naar de handen. Vind uw evenwicht. Adem in. Beweeg langzaam en gecontroleerd terug naar de grond.

🕉 Doe de oefening niet te snel. Geef uzelf de tijd om een balans te vinden. Als u dan toch valt, is de grond vlakbij!

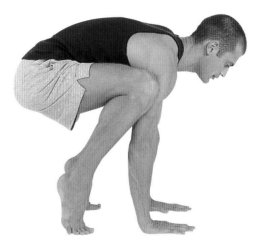

De hoofdstand

SIRSASANA Deze houding wordt vaak de koninklijke houding genoemd, omdat de hoofdstand het hele lichaam goed doet. Het is de totale anti-zwaartekrachthouding: zich omkeren geeft het lichaam veerkracht en men zegt zelfs dat het verouderingsproces erdoor wordt vertraagd. De hoofdstand geeft het hart rust, stimuleert de hersenen en het zenuwstelsel en geeft geest en lichaam een gevoel van kalmte en evenwicht. Probeer de hoofdstand niet als u een nekblessure of een zwakke of gespannen rug heeft — twijfelt u, vraag dan raad aan een yogaleraar.

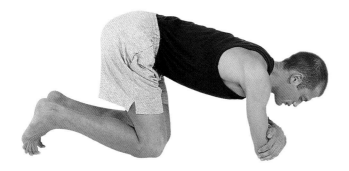

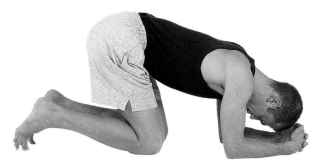

1 Begin op handen en knieën en trek uw tenen onder u. Leg de onderarmen op de grond en pak met de handen de elleboog van de andere arm vast. Zo heeft u de ellebogen precies op de juiste afstand. Houd ze in deze houding gedurende de hele oefening en laat ze niet verder uit elkaar glijden.

2 Draai nu uw handen weg van de ellebogen tot de ene hand de andere raakt en pak ze vast. Vouw uw vingers in elkaar. Krom de laatste vinger van de binnenste hand om de buitenste hand. Zet de zijkanten van beide handen stevig op de grond.

3 Til uw heupen in de lucht alsof ze omhoog getrokken worden aan het einde van de ruggengraat. Uw hoofd is op dit punt nog steeds van de grond. Trek uw schouders achterwaarts richting uw middel en strek uw benen.

🔆 Misschien vindt u het gemakkelijker om de hoofdstand in een hoek van de kamer te proberen. De muren voorkomen dat u naar een kant valt en uw ellebogen te ver uit elkaar glijden. Maar pas op dat u niet tegen de muur leunt. De muur is alleen een steuntje om een gevoel van zekerheid en evenwicht te krijgen. Heeft u liever iets onder uw hoofd, gebruik dan een dunne, opgevouwen deken of een yogamat (kussens zijn te instabiel). Een vloerkleed is uitstekend.

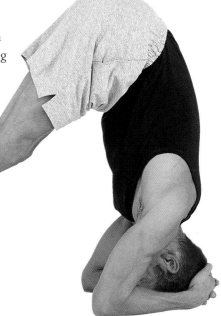

4 Leg uw hoofd op de grond, zodat uw handen pre-cies om de achterkant van uw hoofd liggen. De onderarmen dragen nu het meeste gewicht en uw nek hoort lang, los en vrij te voelen. Be-weeg uw voeten zover naar uw hoofd als u kunt met behulp van de buikspieren. Buig uw benen en breng de knieën rustig naar de borst. Zoek evenwicht. Zorg ervoor dat uw schouders in de richting van uw middel blij-ven. Til de benen dan langzaam naar het plafond, richt uw heupen omhoog en houd uw knieën gebogen. Adem regel-matig.

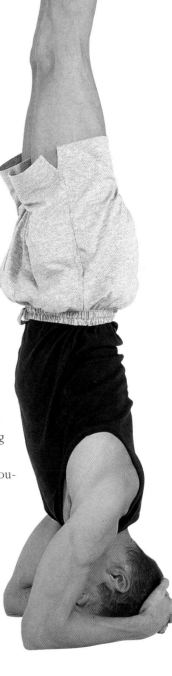

Als u de hoofdstand eenmaal onder de knie heeft, kunt u de houding ook op een andere manier bereiken. Bij stap drie zet u uw hoofd op de grond en loopt u met uw benen naar het hoofd. In plaats van nu uw benen te buigen, houdt u ze gestrekt als u ze van de grond tilt. Beweeg ze langzaam richting het plafond. U heeft veel kracht vanuit uw buik nodig om zo in de hoofdstand te komen. De houding eist veel van de buikspieren.

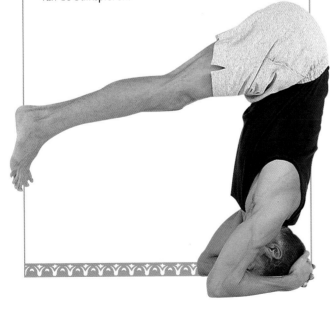

5 Als uw heupen en romp op een lijn zijn, strek dan de be-nen. Beweeg uw voeten even heen en weer en stel u voor dat u op het plafond staat. Zorg ervoor dat de ademhaling krachtig en regelmatig blijft. Blijf zo lang staan als u prettig voelt en kom langzaam, beheerst naar beneden. Rust uit in de kindhou-ding (zie pagina 68).

Ondersteboven staan verandert onze kijk op de wereld en kan kalme-rend werken: het brein in contact brengen met de aarde is een manier om spanning te ontlasten. Het li-chaam werkt als een bliksemafleider van alle kolkende energie van de geest.

De ploeg en schouderstand

HALASANA EN SARVANGASANA De ploeg en schouderstand zijn heilzame strekkingen voor het bovenste deel van de rug en nek, waarbij de voordelen van inversie werken, zoals rust voor het hart, een verbeterde bloedsomloop en toegenomen bloedtoevoer naar de hersenen. De houdingen kunnen een opgeblazen gevoel, spanningen en slapeloosheid verminderen. Ze bevorderen ontspanning, geven nieuwe energie en vergroten het concentratievermogen. Beide houdingen stimuleren de werking van de schildklier en bijschildklieren in de nek, die de stofwisseling reguleren.

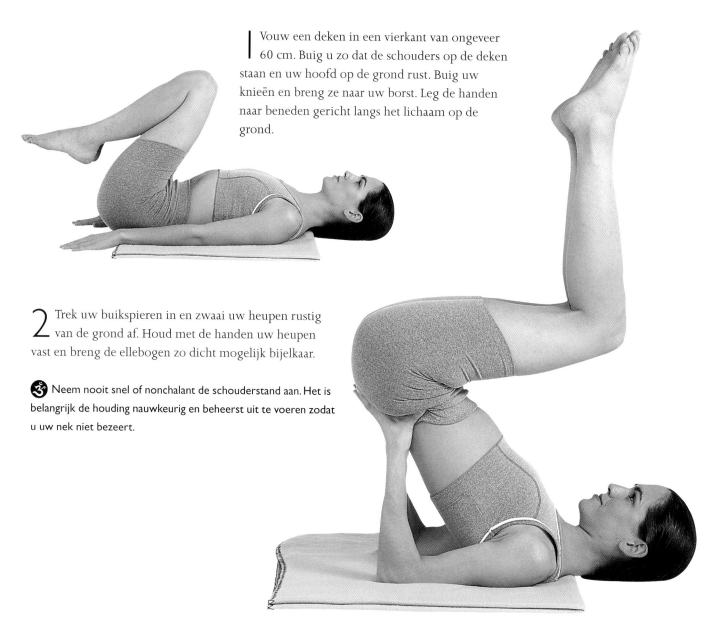

1 Vouw een deken in een vierkant van ongeveer 60 cm. Buig u zo dat de schouders op de deken staan en uw hoofd op de grond rust. Buig uw knieën en breng ze naar uw borst. Leg de handen naar beneden gericht langs het lichaam op de grond.

2 Trek uw buikspieren in en zwaai uw heupen rustig van de grond af. Houd met de handen uw heupen vast en breng de ellebogen zo dicht mogelijk bijelkaar.

🕉 Neem nooit snel of nonchalant de schouderstand aan. Het is belangrijk de houding nauwkeurig en beheerst uit te voeren zodat u uw nek niet bezeert.

3 Neem in een ritmische beweging de ploeghouding aan door uw benen over
uw hoofd te tillen en ze rustig naar de grond achter u te brengen – buig vanuit de heupen. Houd uw romp omhoog en de schouderbladen onder het lichaam.
Vouw uw vingers in elkaar en strek uw armen op de grond achter u. Zorg voor
een regelmatige ademhaling.

🪷 Als u het moeilijk vindt om uw voeten op de grond te krijgen, kunt u ze op een stoel,
krukje of een aantal blokken leggen en met uw handen uw rug ondersteunen. U kunt de
hoogte van de voetensteun geleidelijk afbouwen.

❗ Stop de oefening als u pijn of druk voelt op uw hoofd, nek of hals. Controleer uw houding. Het kan zijn dat uw schouders meer ondersteuning nodig hebben. Neem dan een extra
deken.

🕉 Bedenk dat de ploeg een scherp en
sterk stuk gereedschap is – zorg dat de
houding niet slap is.

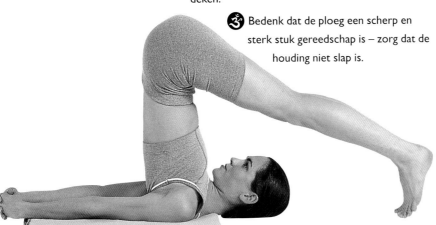

4 Richt de benen vanuit de ploeghouding omhoog tot de benen en het lichaam
helemaal recht staan. U balanceert nu alleen op uw hoofd, schouders en bovenarmen. Concentreer op het omhoog heffen van het hele middelpunt van uw
lichaam. Breng de handen achter uw ribben.

🪷 De schouderstand wordt ook wel toepasselijk de kaars genoemd. Probeer het
middelpunt van het lichaam voor te stellen als een kaarsenpit terwijl de kaars omhoog wordt getild.

❗ Als u tijdens de houding druk op uw nek of gezicht voelt, laat
de heupen dan iets zakken en breng uw voeten over uw hoofd
waardoor het heupgewricht een hoek maakt. U kunt ook een
tweede deken als ondersteuning nemen of stoppen en de houding een andere keer opnieuw proberen.

De vis

MATSYASANA *Matsya* is de reïncarnatie van de Indiase god Vishnu, die zich in een vis veranderde om de wereld van een overstroming te redden. De houding heeft een sterke invloed op de anahata en vishudda chakra's, die zich bij het hart en de hals bevinden. Het hele bovenlichaam buigt in een sierlijke beweging naar achteren en strekt de ruggengraat, nek, borst en het ademhalingsstelsel. De vis is een prima tegenhouding voor de schouderstand (zie pagina 86, 87).

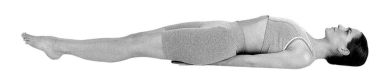

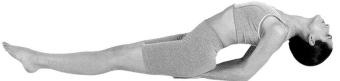

1 Ga liggen en leg de handen onder het lichaam, buig de ellebogen niet. Trek de schouderbladen samen en naar beneden. Til de borst iets omhoog. Strek uw benen en houd uw enkels, dijen en knieën bij elkaar.

2 Adem in en buig uw armen als u uw borstkas en hoofd omhoog tilt. Beweeg de schouderbladen naar achteren en naar beneden. Trek uw buik op, houd uw benen krachtig gestrekt en de borstkas wijd. Adem naar de vier bovenste ribben toe.

3 Laat de top van uw hoofd voorzichtig zakken totdat u net de vloer raakt. Zorg ervoor dat er zo min mogelijk gewicht op uw hoofd rust en u geen druk op het hoofd of de nek voelt. Houd uw borstkas omhoog en haal zo een paar keer adem.

🕉 Probeer u te voelen alsof u zweeft.

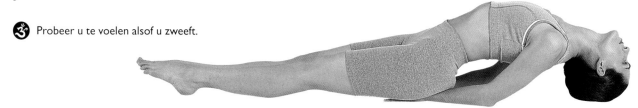

🪷 Als u de vishouding makkelijk kunt uitvoeren, haal dan uw handen van onder het lichaam en strek ze naar het plafond met uw handpalmen tegen elkaar. Of breng uw handen over het hoofd en raak de grond achter u aan. Zorg ervoor dat u de borstkas niet laat zakken of meer gewicht op het hoofd brengt. Probeer de houding te voelen alsof u zwemt. Adem in. Leg de armen terug en laat uw hoofd en borstkas langzaam zakken. Ontspan.

De dodenhouding – totale ontspanning

SAVASANA Door de dodenhouding als afsluiting van uw *asana*-oefeningen te doen, zult u de lichaams-functies ontspannen en uzelf in staat stellen in u op te nemen wat u heeft geleerd. U kunt deze oefening ook aan het begin van de training doen om uw geest voor te bereiden op *asana's* of als u zich gespannen voelt en uw geest en lichaam wilt kalmeren en concentreren. De dodenhouding is ook heel geschikt als u zich moe of uitgeput voelt en even een opkikker nodig heeft.

🕉 Het is belangrijk dat u zich ontspannen en prettig voelt in deze houding. Het is tenslotte de bedoeling alle spanning van lichaam en geest kwijt te raken. Zorg ervoor dat u het niet koud heeft: veel mensen vinden het prettiger om zich wat dikker aan te kleden of een extra paar sokken aan te trekken voor dit onderdeel van hun yogaoefeningen. Het lichaam koelt af als het zich ontspant.

❗ Bent u meer dan vijf maanden zwanger, dan is het niet raadzaam om lang op uw rug te liggen. Ga in plaats daarvan op uw linkerzij liggen met een kussen onder de knieën en een blok of kussen onder het hoofd om uw nek te ondersteunen.

🌱 U kunt een blok onder uw hoofd leggen als de onderrug pijn doet of als u een stijve nek heeft. Buig de knieën, zet uw voeten zo'n 45 cm uit elkaar plat op de grond en laat uw knieën tegen elkaar rusten.

Ga op uw rug liggen met uw voeten een eindje uit elkaar. Ontspan uw enkels, knieën en bilspieren. Leg uw armen wat van de romp af, draai de handpalmen omhoog en ontspan uw armen. Strek de schouders van het hoofd af, maak brede schouders. Ontspan uw hoofd, nek en gezicht. Zorg dat uw gezicht horizontaal is – steek uw kin niet vooruit en duw hem niet naar uw hals toe. Doe uw ogen dicht en concentreer u op een gelijkmatige ademhaling. Als uw gedachten afdwalen, richt uw aandacht dan weer op de ademhaling. Laat uw lichaam in de grond zinken. Voelt u spanningsvelden in uw lichaam, adem dan naar de spanning toe en laat ze uit u wegvloeien als u uitademt. Blijf zo 10 minuten of langer liggen. Om uit de houding te komen, strekt u de armen boven het hoofd, buigt daarna de knieën en rolt u op uw zij. Kom langzaam omhoog en ga zitten.

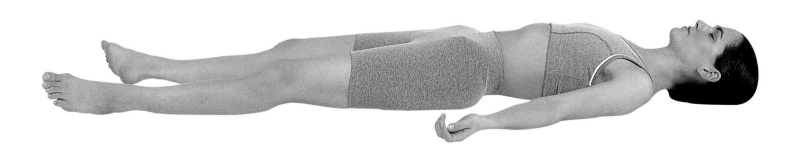

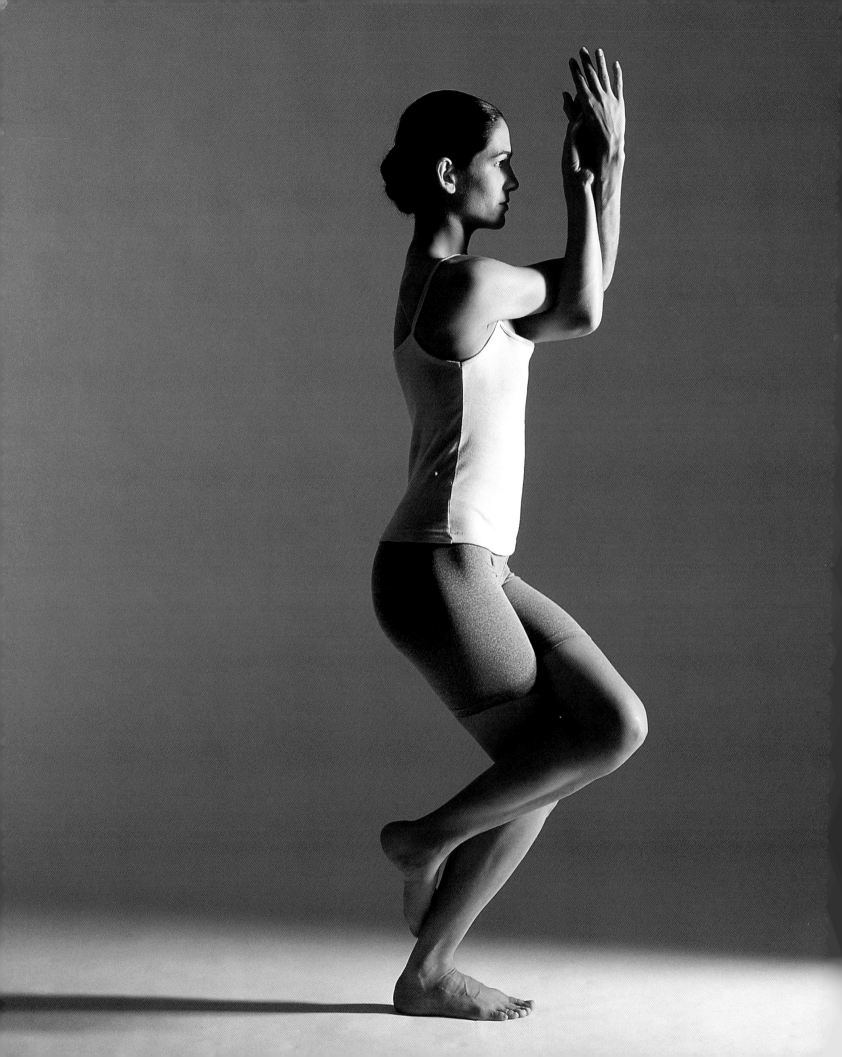

Sessies

Afwisseling in de houdingen die we oefenen, doet ons begrip van yoga toenemen en houdt het levendig. Door een serie houdingen te doen, helpen we het lichaam energie vrij te maken in alle spiergroepen en kunnen we de energie door het hele lichaam laten circuleren.

Alle sessies die in dit hoofdstuk voorkomen, bestaan uit houdingen die in hoofdstuk 4 zijn beschreven. Zorg er daarom voor dat u zich thuis voelt in de afzonderlijke houdingen, voordat u een serie houdingen probeert. U kunt elke sessie aanpassen aan uw tijd, energiepeil en mogelijkheden of zelf uw eigen sessie samenstellen. Laat iedere houding op natuurlijke wijze in de andere overgaan – vertrouw erop dat uw gevoel u leidt tijdens een serie. Doe na een voorwaartse buiging een rugbuiging en oefen asymmetrische houdingen met beide zijden van het lichaam. Een laatste raadgeving: vermijd de houdingen die u moeilijk vindt niet – doe zo nodig een vereenvoudigde versie van de houding.

Stimulerende ochtendsessie

De volgende serie houdingen kan voor een dynamisch begin van de dag zorgen – probeer iedere ochtend wat tijd opzij te zetten om te oefenen. Oefen, als het mogelijk is, met uw gezicht naar de zon. Stel u de serie voor als een stimulerende, vitaliserende manier om een nieuwe dag te begroeten. Iedereen is 's ochtends wat stijver dan 's avonds – verbaas u er niet over als de eerste houdingen van de ochtendsessie wat stroever gaan. Adem naar iedere houding toe en stel u voor dat het lichaam loskomt als u een

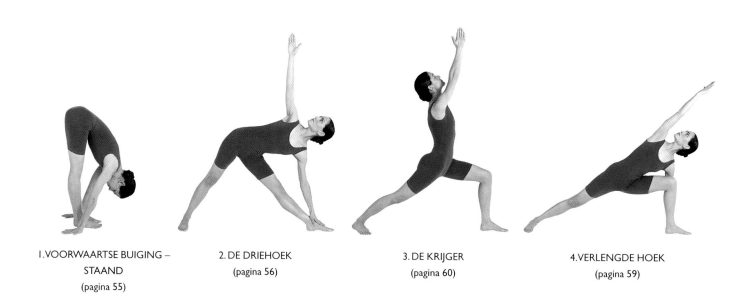

1. VOORWAARTSE BUIGING –
STAAND
(pagina 55)

2. DE DRIEHOEK
(pagina 56)

3. DE KRIJGER
(pagina 60)

4. VERLENGDE HOEK
(pagina 59)

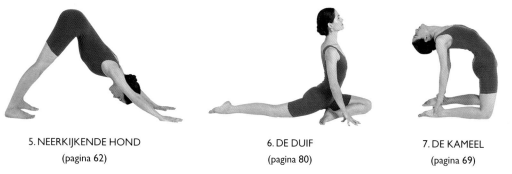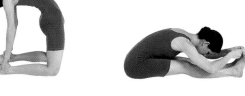

5. NEERKIJKENDE HOND
(pagina 62)

6. DE DUIF
(pagina 80)

7. DE KAMEEL
(pagina 69)

8. VOORWAARTSE BUIGING –
ZITTEND
(pagina 72)

houding aanneemt. Doe de serie één keer helemaal en vergeet niet de asymmetrische houdingen met beide zijden van het lichaam te oefenen, voordat u naar de volgende houding gaat. Doe eerst een aantal keren de hele of halve zonnegroet (pagina 100, 101). Zorg ervoor dat u ruim voldoende tijd overhoudt voor
de laatste ontspanningsoefening – dit is heel belangrijk om de geest leeg te maken, in harmonie met het lichaam te komen en te voelen welke veranderingen de sessie in u teweeg heeft gebracht.

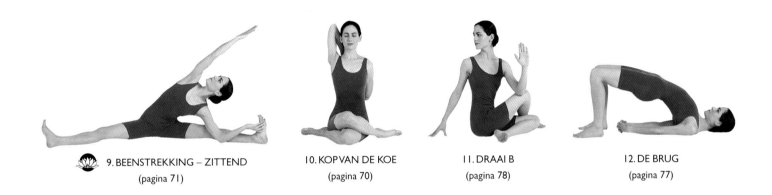

9. BEENSTREKKING – ZITTEND
(pagina 71)

10. KOP VAN DE KOE
(pagina 70)

11. DRAAI B
(pagina 78)

12. DE BRUG
(pagina 77)

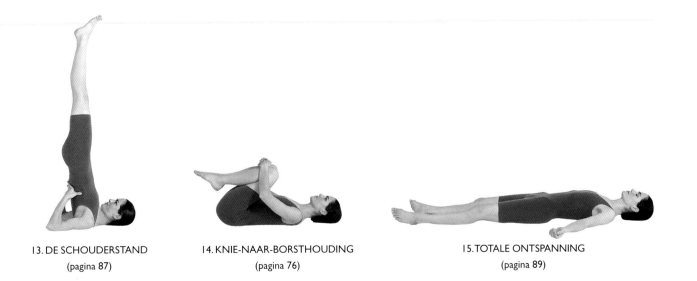

13. DE SCHOUDERSTAND
(pagina 87)

14. KNIE-NAAR-BORSTHOUDING
(pagina 76)

15. TOTALE ONTSPANNING
(pagina 89)

Avondsessie

Deze sessie is een uitstekende manier om een lange, vermoeiende dag mee af te sluiten en stress kwijt te raken. Het bevordert de spijsvertering en verbetert de nachtrust. Door deze houdingen verruimt en strekt u de voor- en achterkant van uw lichaam, waardoor spanningen, vooral bovenin de rug en bij de nek en schouders, worden verlicht. Het is een ideale oefening voor mensen die zittend werk doen (en het grootste deel van de dag over hun bureau gebogen zitten). De hele sessie moet zo soepel en vloeiend mogelijk

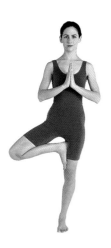

DE BOOM
(pagina 64)

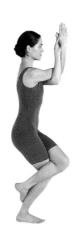

DE ADELAAR
(pagina 65)

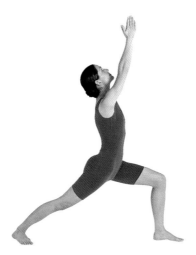

DE KRIJGER
(pagina 60)

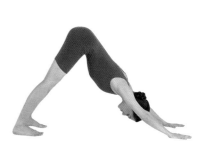

NEERKIJKENDE HOND
(pagina 62)

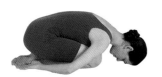

DE KINDHOUDING
(pagina 68)

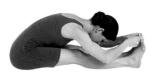

VOORWAARTSE BUIGING –
ZITTEND
(pagina 72)

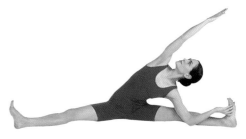

BEENSTREKKING – ZITTEND
(pagina 71)

worden uitgevoerd – ga op uw gevoel af en beweeg u ongedwongen in en uit de houdingen. Vergeet niet bij asymmetrische houdingen beide zijden te oefenen. Probeer iedere houding twee tot vijf ademhalingen vast te houden. Doe de sessie één keer. Richt u erop bij iedere houding de spanning van elk lichaamsdeel te verlichten. Zorg dat de ademhaling krachtig en gelijkmatig is. Beeld u in dat de spanningen van de hele dag uit u wegvloeien – eerst uit de voorkant en dan uit de achterkant van het lichaam. Stel u voor dat de spanning in uw benen via uw voeten verdwijnt en het gespannen gevoel in uw nek en schouders via het hoofd verdampt.

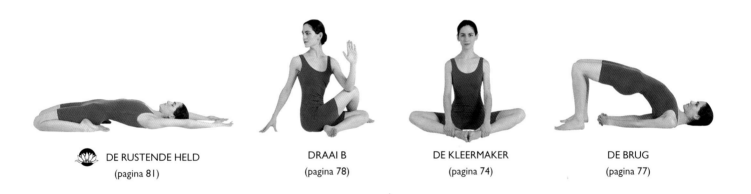

DE RUSTENDE HELD
(pagina 81)

DRAAI B
(pagina 78)

DE KLEERMAKER
(pagina 74)

DE BRUG
(pagina 77)

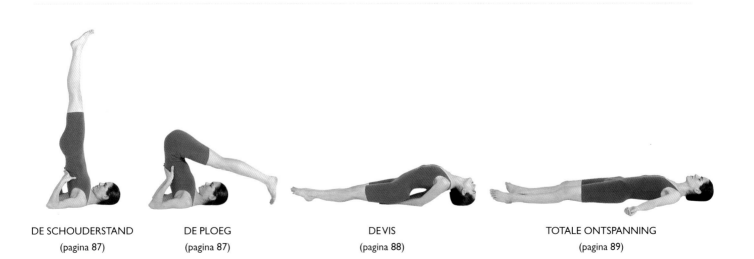

DE SCHOUDERSTAND
(pagina 87)

DE PLOEG
(pagina 87)

DE VIS
(pagina 88)

TOTALE ONTSPANNING
(pagina 89)

Kalme sessie

Deze sessie is prima geschikt om voor het eerst houdingen te combineren als u nog niet zo lang met yoga bezig bent of als u na een lange onderbreking opnieuw begint. Het kalmerende effect van de sessie is heel verfrissend na een drukke dag. De sessie is opgebouwd uit een groot aantal voorwaartse, achterwaartse en zijwaartse buigingen met evenwichtsoefeningen en wendingen. Onthoud alle houdingen die in de sessie voorkomen en voel u niet teleurgesteld als u een eenvoudiger variatie kiest (vooral bij stap 7, de cobra;

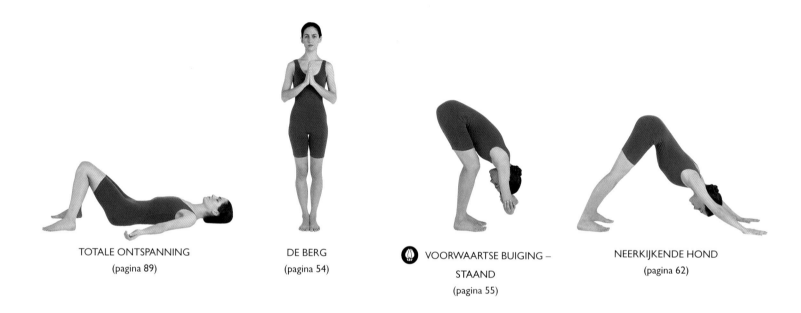

TOTALE ONTSPANNING

(pagina 89)

DE BERG

(pagina 54)

⊛ VOORWAARTSE BUIGING –

STAAND

(pagina 55)

NEERKIJKENDE HOND

(pagina 62)

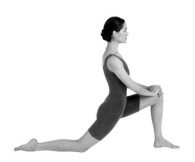

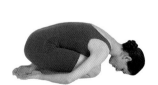

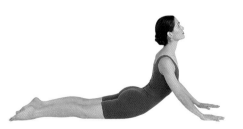

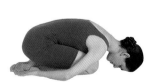

DE WASSENDE MAAN

(pagina 66)

HOUDING VAN HET KIND

(pagina 68)

DE COBRA

(pagina 73)

HOUDING VAN HET KIND

(pagina 68)

stap 9, de zittende voorwaartse buiging en stap 11, de kop van de koe). Het is veel beter een variatie te doen dan de hele houding maar weg te laten. Doe de hele sessie een keer en probeer iedere houding twee tot drie ademhalingen vast te houden. Breid de ademhalingen geleidelijk uit naar vijf, tien of vijftien ademhalingen per houding. Vergeet niet de asymmetrische houdingen aan beide zijden van het lichaam uit te voeren. Probeer u bewuster te worden van uw ademhaling. De sessie zal de ruggengraat soepeler maken, de spijsvertering in balans brengen en in het algemeen de soepelheid vergroten.

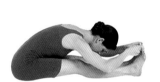

VOORWAARTSE BUIGING –
ZITTEND (pagina 72)

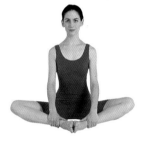

DE KLEERMAKER
(pagina 74)

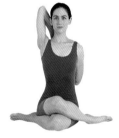

KOP VAN DE KOE
(pagina 70)

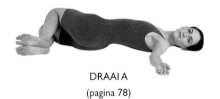

DRAAI A
(pagina 78)

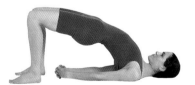

DE BRUG
(pagina 77)

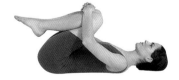

KNIE-NAAR-BORSTHOUDING
(pagina 76)

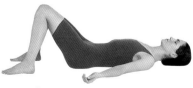

TOTALE ONTSPANNING
(pagina 89)

Krachtige sessie

Door deze sessie houdingen ontwikkelt u uithoudingsvermogen, flexibiliteit en evenwicht. Zorg dat u de afzonderlijke houdingen door en door kent voor u ze in een sessie oefent. Doe de zonnegroet (zie pagina 100, 101) een paar keer als warming-up en voer dan de volgende houdingen langzaam uit (doe de asymmetrische houdingen altijd aan beide zijden van het lichaam). Houd iedere houding ten minste vijf ademhalingen vast. Als de sessie wat vertrouwder is, kunt u zich concentreren op het effect van iedere houding op

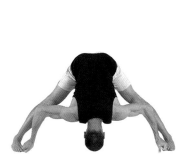

HANDEN-NAAR-VOETEN
(pagina 58)

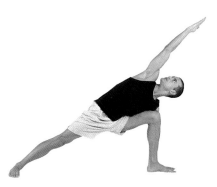

VERLENGDE HOEK
(pagina 59)

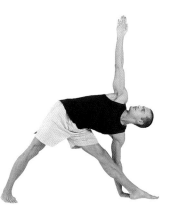

DE DRIEHOEK
(pagina 56)

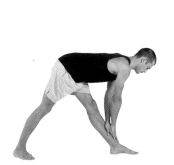

GEDRAAIDE ZIJSTREKKING
(pagina 57)

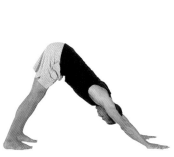

NEERKIJKENDE HOND
(pagina 62)

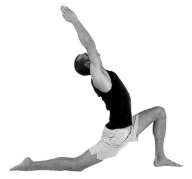 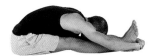

DE WASSENDE MAAN
(pagina 66)

**VOORWAARTSE BUIGING –
ZITTEND**
(pagina 72)

uw lichaam, geest en emoties. Afwisselend kunt u zich de ene dag concentreren op uw ademhaling binnen de houding: Welk gevoel geeft het u? Kunt u dieper strekken door een diepere ademhaling? Voelt het gehele lichaam en geest in totale eenheid? Concentreer uzelf de andere dag eens op de houding van de handen: Zijn ze met elkaar verbonden? Stel u voor dat de *prana*energie door uw lichaam circuleert. Voelt u zich emotioneel en lichamelijk in balans als de voeten stevig op de grond staan?

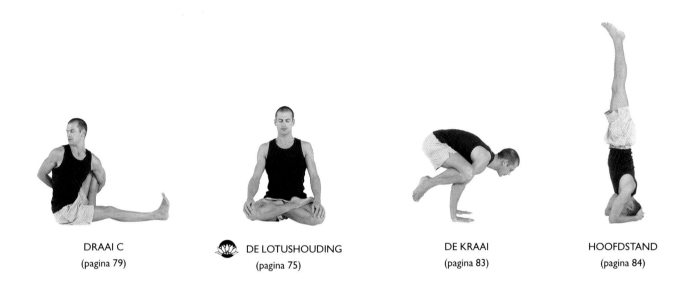

DRAAI C
(pagina 79)

DE LOTUSHOUDING
(pagina 75)

DE KRAAI
(pagina 83)

HOOFDSTAND
(pagina 84)

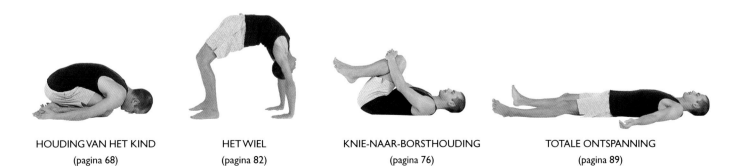

HOUDING VAN HET KIND
(pagina 68)

HET WIEL
(pagina 82)

KNIE-NAAR-BORSTHOUDING
(pagina 76)

TOTALE ONTSPANNING
(pagina 89)

De zonnegroet

Deze sessie houdingen wordt al honderden jaren beoefend. Van oudsher oefent men de sessie met het gezicht richting de opkomende zon. De zonnegroet is een stimulerende warming-up voor iedere oefening van houdingen op ieder moment van de dag: het ritmisch ademhalen en de diepe, wijdse bewegingen wekken grote lichaamswarmte op, zodat uw bewegingen soepeler worden. De sessie bestaat uit voorwaartse

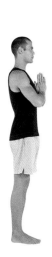

DE BERG – TWEEDE VARIATIE
(pagina 54)

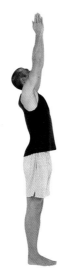

VOORWAARTSE BUIGING
(STAAND) – beginhouding
(pagina 55)

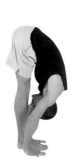

VOORWAARTSE BUIGING (STAAND)
– eindhouding
(pagina 55)

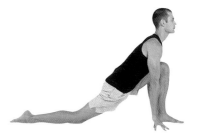

DE WASSENDE MAAN – stap 2
(pagina 66)

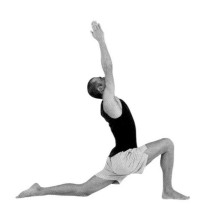

DE WASSENDE MAAN –
eindhouding (pagina 66)

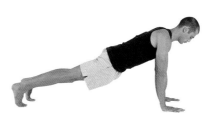

DE WASSENDE MAAN – beginhouding
(pagina 66)

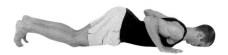

OPKIJKENDE HOND – beginhouding
(pagina 63)

en achterwaartse buigingen die in een aaneenschakeling van vloeiende bewegingen wordt uitgevoerd, waardoor u uw kracht en het bewustzijn van de ademhaling vergroot. Probeer de sessie op z'n minst zes keer uit te voeren, waarbij de ene sessie in de andere overgaat. Laat afwisselend het ene en dan het andere been beginnen (begin met de linker). Als u weinig tijd heeft, is de zonnegroet de meest geschikte korte yogaoefening. Probeer de halve zonnegroet op de volgende pagina als u stijf of geblesseerd bent of pas met yoga begint.

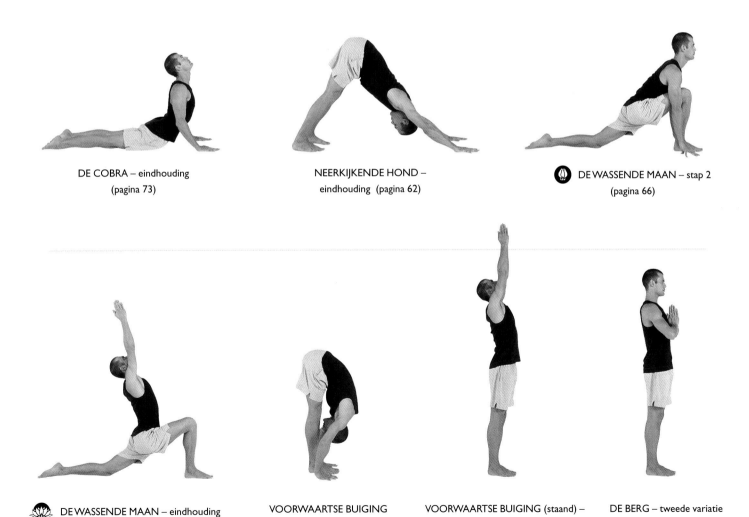

DE COBRA – eindhouding
(pagina 73)

NEERKIJKENDE HOND –
eindhouding (pagina 62)

● DE WASSENDE MAAN – stap 2
(pagina 66)

❀ DE WASSENDE MAAN – eindhouding
(pagina 66)

VOORWAARTSE BUIGING
(staand) – eindhouding
(pagina 55)

VOORWAARTSE BUIGING (staand) –
beginhouding (pagina 55)

DE BERG – tweede variatie
(pagina 54)

🪷 HALVE ZONNEGROET

Deze sessie is een rustige vorm van de zonnegroet (zie pagina 100) en is een uitstekende warming-up voor uw *asana*-training als u pas met yoga begint, zich stijf of moe voelt of gewoon een rustige training wilt doen. Concentreer u op de harmonie van uw ademhaling met uw bewegingen. Als het lichaam omhoog komt, adem dan in en adem uit als u zich naar voren buigt. U kunt de sessie zo vaak herhalen als u wilt. U zult de stimulerende invloed van de oefeningen maximaal voelen na vier tot zes sessies.

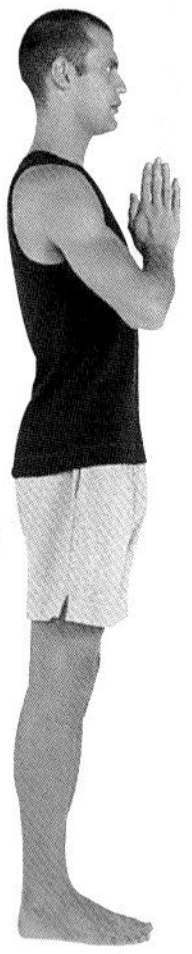

STAP I

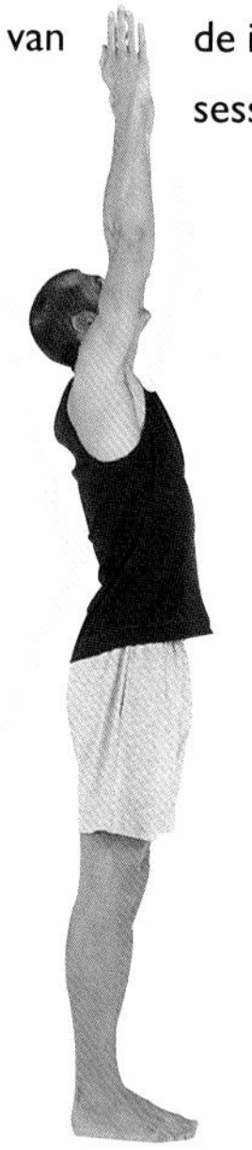

STAP 2

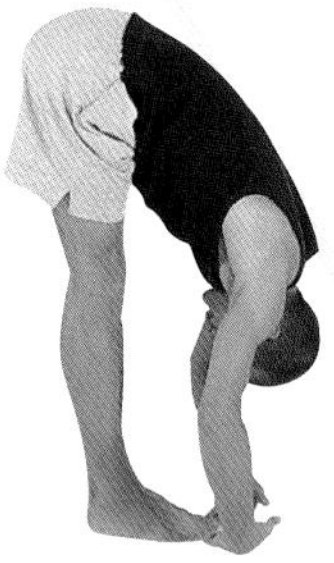

STAP 3

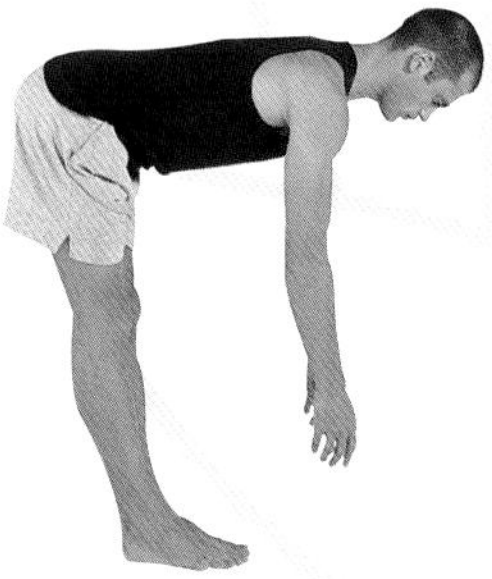

STAP 4

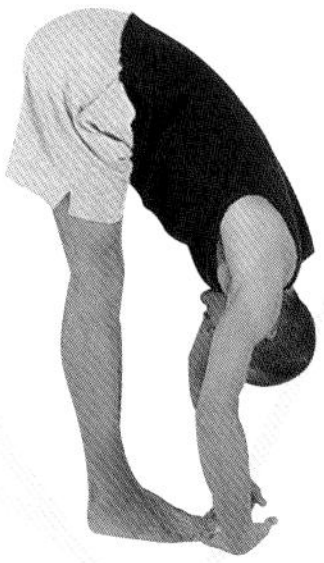

STAP 5

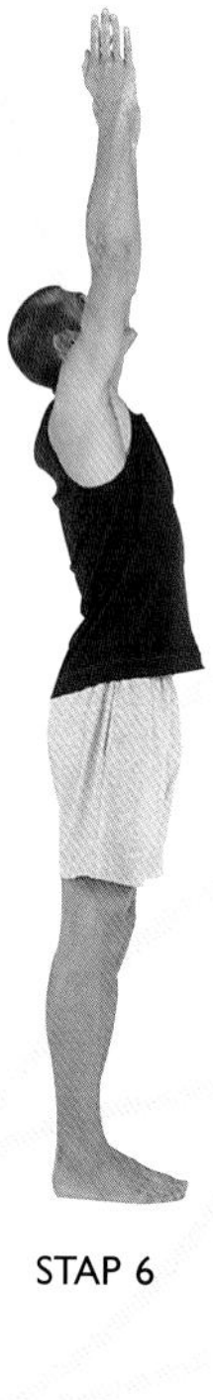

STAP 6

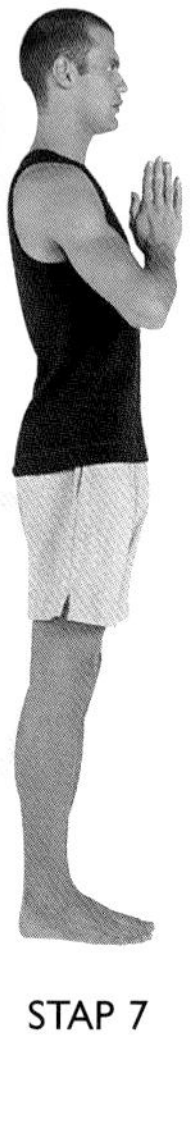

STAP 7

De training afsluiten

U kunt beide korte sessies gebruiken om uw *asana*-training mee te besluiten. Ze verlengen en ontspannen uw ruggengraat als voorbereiding op de dodenhouding (zie pagina 89). Kies voor de krachtige sessie wanneer u zich energiek voelt, of om een dynamische *asana*-training af te sluiten. De kalme sessie bestaat uit een aantal gematigde strekkingen van de ruggengraat en is geschikt na een kalme training of als u moe bent.

KRACHTIG

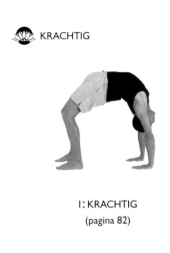

1: KRACHTIG
(pagina 82)

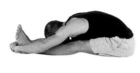
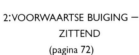

2: VOORWAARTSE BUIGING –
ZITTEND
(pagina 72)

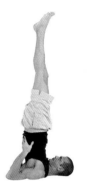

3: DE SCHOUDERSTAND
(pagina 87)

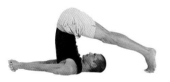

4: DE PLOEG
(pagina 87)

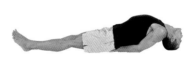

5: DE VIS
(pagina 88)

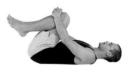

6: KNIE-NAAR-BORSTHOUDING
(pagina 76)

KALM

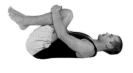

1: KNIE-NAAR-BORST-
HOUDING
(pagina 76)

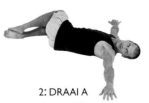

2: DRAAI A
(pagina 78)

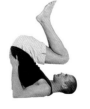

3: HALVE SCHOUDERSTAND
(pagina 86)

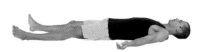

4: TOTALE ONTSPANNING
(pagina 89)

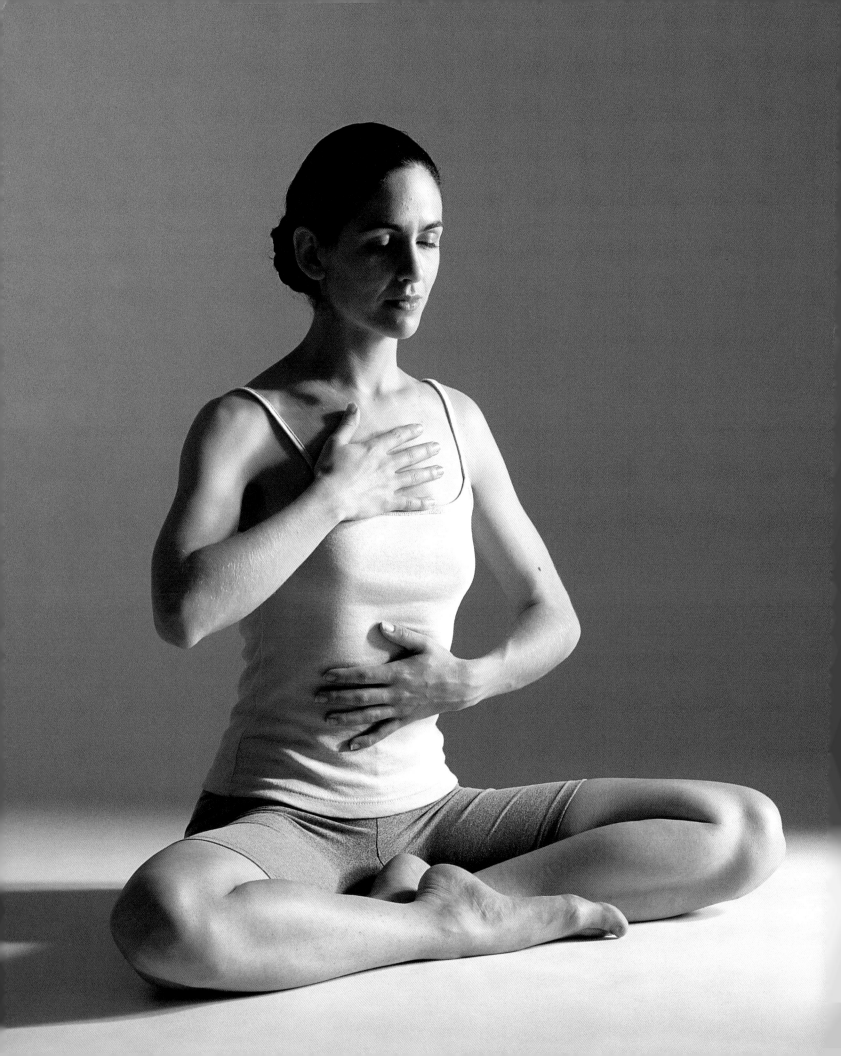

De onmisbare adem

Het kalme ritme van de ademhaling vergezelt ons constant vanaf het moment dat we worden geboren totdat we doodgaan. We kunnen onze emoties, ons concentratievermogen en de energiestromen in ons lichaam beïnvloeden door eerst de ademhaling te observeren en daarna te leren beheersen. *Pranaya-ma-*(adembeheersing) oefeningen kunnen de geest, het fysieke lichaam en het subtiele lichaam met el-kaar verbinden en zijn een fundamenteel onderdeel van yoga.

Dit hoofdstuk behandelt het belang van adembeheer-sing bij yoga en geeft een aantal oefeningen die zich richten op de subtiele aspecten van de ademhalingen en de manier waarop het *prana* stroomt.

Pranayama – adembeheersing

Vergeleken met andere lichaamsfuncties is ons ademhalingsstelsel uniek. Aan de ene kant is het een onwillekeurig proces (we ademen gewoon door als we slapen of zelfs als we bewusteloos zijn), terwijl het ook een willekeurig proces kan zijn (zoals spierbewegingen in de armen of benen), omdat we het kunnen beheersen – we kunnen opzettelijk onze ademhaling versnellen, vertragen of inhouden. Het beheersen van de ademhaling wordt bij yoga *pranayama* genoemd en is een fundamenteel onderdeel van yoga.

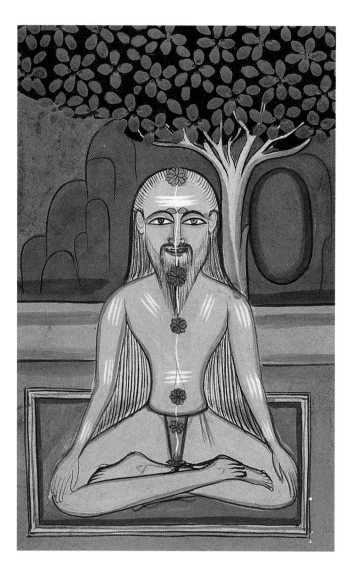

Een yogi in lotushouding.

Volgens de *Upanishads* is adembeheersing een vereiste bij yoga-oefeningen – alleen al door de ademhaling te vertragen, kan een yogi de *prana*-energie leren bedwingen, in de juiste banen leiden en hierdoor hogere bewustzijnsniveaus bereiken. (Het geschrift vergelijkt iemand die yoga beoefent zonder adembeheersing als iemand die de oceaan opgaat in een bootje van ongebakken aardewerk, dat na verloop van tijd water opneemt en onvermijdelijk zinkt!)

Hatha yoga leert ons hoe we de ademhaling heel precies kunnen beheersen. Zo kan de ademhaling onze mentale en emotionele gevoelens beïnvloeden en ons uiteindelijk in een staat van volledige zaligheid of *samadhi* brengen. De *Hathayoga Pradipika* (het meest gebruikte handboek van de Hatha yoga) zegt: 'als de ademhaling evenwichtig is, is ook de geest evenwichtig.' Yogi's die meerdere uren per dag ademhalingsoefeningen doen, kunnen uitzonderlijke prestaties verrichten met hun ademhaling, zoals de ademhaling zo veel vertragen dat de ademhaling en hartslag bijna onmerkbaar worden. Toch is het voor een yogi veel belangrijker zich vrij te maken van de belemmeringen van negatieve gedachten of van een instabiele geest en zich geheel op *pranayama* te richten, dan enige lichamelijke toepassing van adembeheersing. *Pranayama* is een essentiële voorbereiding op meditatie en een hulpmiddel om te kunnen mediteren. Het uiteindelijke doel van *pranayama*-oefeningen is de yogi op weg naar het *samadhi* helpen.

De *Gheranda Samhita* noemt de vier vereisten voor het succesvol uitvoeren van *pranayama*-oefeningen. Ten eerste *sthana* (de juiste plaats) – een koele, rustige plaats, het liefst zonder afleiding. Ten tweede *kala* (de juiste tijd): oefen geen *pranayama* als u trek heeft of vol zit. Eigenlijk hoort u voor zonsopgang te oefenen (hoewel een ander tijdstip natuurlijk beter is dan helemaal niet te oefenen!). Ten derde de *mita-ahara* (het juiste dieet), dat ook een juiste houding omvat: neem de tijd voor een maaltijd en maak het u gemakkelijk. Ten vierde de *nadi-suddhi*: zuivere energiekanalen waardoor het *prana* stroomt.

De ademhaling verlengen

Volgens de yogatraditie worden we geboren met een vastgesteld aantal ademhalingen voor ons leven. Yogi's observeerden de ademhaling van dieren en merkten op dat dieren met een langzame ademhaling, zoals olifanten en pythons, langer leefden. Door onze ademhaling te vertragen – het verlengen van een ademhaling om het lichaam, het verstand en de geest er optimaal van te laten profiteren – kunnen we ons leven verlengen. Hoewel dit letterlijk gezien nogal vergezocht lijkt, kunnen we door een langzame ademhaling ons tempo verlagen en optimaal van ieder moment genieten. (Dit heeft ook een goede invloed op de werking van het hart, waardoor we wellicht ook letterlijk langer kunnen leven.)

Inademen, uitademen en het inhouden van de adem

Pranayama kan verdeeld worden in drie fasen: inademen (*puruka*), het inhouden van de adem (*kumbhaka*) en uitademen (*rechaka*). De inademing is een voedende adem die energie, warmte, kracht en vitaliteit in ons lichaam brengt. De adem vasthouden, of inhouden, baant een pad in het lichaam dat *prana* vrij door het hele lichaam laat stromen, waardoor we ons energieker voelen. De uitademing zorgt voor reiniging, afkoeling, werkt genezend, kalmerend en brengt evenwicht. Een volledige ademhaling, op de juiste manier uitgevoerd, kan ons voeden, energie geven, kalmeren en een geestelijke opkikker zijn.

Doe het rustig aan

Het *Gerhanda Samhita* geschrift raad de yogi aan, niet langer dan vijf tot tien minuten per keer *pranayama*-oefeningen te doen, voor hij een gevorderde yogi is en een uur kan oefenen. De spieren die betrokken zijn bij de ademhaling, zijn net als de spieren in de ledematen stijf geworden door een verkeerd ge-

BANDHA – DE SLOTEN VAN YOGA

Bandha's zijn 'sloten' – spierbewegingen die het *prana* in een bepaald gebied van het lichaam vasthouden of de energie naar andere plaatsen in het lichaam sturen. U kunt ze apart oefenen of in combinatie met *asana, pranayama* of *mudra*. U kunt de sloten geheel en krachtig sluiten of licht samentrekken.

Het lichaam kent drie bandha's. De *Jalandhara bandha*, bij de keel, gebruikt u door de borstkas omhoog te brengen, de kin naar beneden en naar binnen te buigen en uw adem in te houden (na een inademing). De *Uddiyana* (wat 'omhoog zwevend' betekent) *bandha* bestaat uit het optrekken van de buikspieren, terwijl u de adem inhoudt en is ook de naam voor het samentrekken van de onderbuik, onder de navel. Bij bepaalde soorten yoga, zoals Astanga Vinyasa yoga kan dit slot (samen met de *Mula bandha*) worden vastgehouden tijdens de *asana's*. De *Mula* (basis) *bandha* ligt bij het bodem van de buikholte en bestaat uit het optrekken van de bekkenbodemspieren, zodat de bodem van de buikholte in het lichaam omhoog wordt geheven. Als alle drie sloten tegelijkertijd worden vastgehouden, vormen ze de *Maha bandha*, het grote zegel.

De kunst van *bandha's* gaat te ver om in dit boek uit te leggen, maar u zult het effect ervan merken als u de *Mula* en *Uddiyana bandha* (trek alleen de buikspieren op) vasthoudt of weer loslaat, bij uw *asana*-oefeningen.

bruik. We verwachten bijvoorbeeld ook niet dat we zonder oefening ineens de lotushouding kunnen. Zo moeten we ook niet verwachten dat we *pranayama* kunnen doen zonder de nodige voorbereidingen. Als u zich moe, duizelig of raar voelt worden, wilt u waarschijnlijk te veel in een keer – doe het rustiger aan.

Gezond door ademhaling

De verbazingwekkende kracht van ademhaling is direct merkbaar. U voelt zich ontspannen en minder ge-stresst. Als u regelmatig een diepe, regelmatige ademhaling oefent, kunt u sterker, vitaler en gelukkiger wor-den. U kunt de ademhaling verbeteren door houdingen (*asana*) te oefenen waardoor de capaciteit van het luchtwegstelsel wordt vergroot.

Naar lucht happen en onregelmatig ademen zijn tekenen van een oppervlakkige ademhaling en een onregelmatige stroom zuurstof (de ruimte in onze longen wordt dan niet optimaal be-nut). Dit kan geestelijke spanningen versterken; terwijl een juis-te ademhaling de mentale gezondheid niet alleen in stand houdt, maar zelfs verbetert.

TIPS VOOR EEN EFFECTIEVE PRANAYAMA

• Als u na *asana*-oefeningen *pranayama* wilt doen, zorg er dan voor dat er voldoende tijd tussen beide oefenperio-den zit. Doe anders eerst *pranayama*.

• Probeer nooit te forceren of meer te doen dan prettig voelt. Bedenk dat dit een geleidelijk proces is – luister naar uw lichaam en volg uw gevoel.

• Ga rechtop zitten in een gemakkelijke houding voor de *pranayama*-oefening De lichtende schedel, wissel ademha-ling door uw neus af met verkoelende en zuigende adem-haling (zie pagina 110-113). De held, halve of hele lotus zijn hiervoor uitstekende houdingen, omdat ze het lichaam in evenwicht brengen. Andere meditatiehoudingen kunt u ook gebruiken.

• Ga zitten of lig in de dodenhouding (zie pagina 89) als u de zoemende bij, overwinning en verlengde ademhaling (zie pagina 110-113) oefent.

• Bijna alle yogahoudingen worden gedaan terwijl u door de neus ademt, een uitzondering is de verkoelende *pranaya-ma*-oefening.

Pranayama staat bekend als de voornaamste methode om het lichaam te vernieuwen en heeft ook een sterk helende kracht. De belangrijkste taak van de oefeningen (hoewel dit bij yoga eerder een bijverschijnsel wordt genoemd) is de opname van zuurstof door het lichaam te vergroten, waardoor het bloed van voldoende zuurstof wordt voorzien en alle inwendige organen de voedingsstoffen krijgen die ze nodig hebben. En dit bevor-dert de werking van de stofwisseling. Al onze lichaamsfuncties – van het afbreken van voedsel tot het opnemen van voedings-stoffen en de uitscheiding ervan – werken beter als ze voldoen-de zuurstof ontvangen (extra zuurstofopname bevordert vooral de werking van de nieren, lever en milt).

Oude yogageschriften noemen *pranayama* een middel om een kwaaltje als de hik tegen te gaan en ernstiger aandoenin-gen, zoals astma, hoofdpijn en oorpijn te genezen. Tenslotte worden alle spieren die bij het ademhalingsproces zijn betrok-ken, krachtiger door *pranayama*-oefeningen.

Hoewel *pranayama* een heel aantal voordelen voor onze fy-sieke gezondheid heeft, zijn de mentale, emotionele en spiritu-ele voordelen misschien nog wel belangrijker (en meer in lijn met yogaopvattingen). U kunt goed merken hoe de ademhaling verband houdt met bijvoorbeeld uw emoties als u eraan denkt hoe gejaagd en oppervlakkig u ademt als u opgewonden, ze-nuwachtig of geïrriteerd bent. Als u huilt of lacht kan het zelfs zo zijn dat u letterlijk een moment naar adem moet happen. *Pranayama* leert ons dat de ademhaling rustig, bedachtzaam en beheerst hoort te zijn, hierdoor kunnen we een rustiger en meer geconcentreerd leven leiden. Een van de bedoelingen van *pranayama* als onderdeel van uw yogatraining is het bereiken van een hoger bewustzijnsniveau door bewegingen van het fysieke lichaam (*asana*) en nauwgezette concentratie op de ademhaling.

De eerste stap van *pranayama* is het objectief observeren van uw gewone ademhalingspatroon. Dit kan u wel eens verrassen: het ademhalingspatroon en de diepte van uw ademhaling kan heel onevenwichtig zijn (korte ademhalingen, diepe ademhalingen met onregelmatige tussenpozen) of u bemerkt hoe moeilijk het kan zijn zich op de ademhaling te concentreren zonder binnen een paar seconden afgeleid te worden. Als dit een opsomming is van uw eerste *pranayama*-oefening, laat de moed dan niet zakken: dit is heel gewoon. Het kan helpen als u in uzelf herhaalt: 'Ik ben me ervan bewust dat ik inadem. Ik ben me ervan bewust dat ik uitadem.' De ademhalingsoefening in het kader op pagina 111 kan u helpen zich te concentreren. Neem de tijd: we leven in een wereld vol afleidingen en het leren van het concentreren kan een langzaam proces zijn, maar kan ook de nodige voordelen opleveren. De *Hathayoga Pradipika* brengt het als volgt onder woorden: als we eenmaal 'thuis zijn in asana's en beheersing over het lichaam en, een evenwichtig voedingspatroon hebben, dan moeten *pranayama's* geoefend kunnen worden volgens de instructies van de goeroe'.

PRANAYAMA EN HET ADEMHALINGSSTELSEL

Het ademhalingsstelsel maakt gebruik van een aantal spieren. De grootste spier is het diafragma, een horizontale spier die onder de longen ligt en vastzit aan de ruggengraat en het onderste deel van de ribbenkast. Als we inademen, beweegt het diafragma naar beneden en trekt het samen. Hierdoor wordt de atmosferische druk in de borst minder en stroomt er lucht in de longen om de druk weer gelijk te maken. De ribbenkast komt op en opent zich om ruimte te maken. Als we uitademen ontspant het diafragma zich weer in zijn horizontale positie. De ribbenkast komt naar beneden en de lucht wordt naar buiten geperst. Als we oppervlakkig ademhalen wordt het diafragma niet helemaal naar beneden gedrukt. Maar een gedeelte van de ruimte in de longen wordt met lucht gevuld en er blijft lucht met afvalstoffen achter in de longen als we uitademen. *Pranayama* zorgt ervoor dat het diafragma helemaal naar beneden wordt geduwd, zodat de longen met nieuwe lucht worden gevuld.

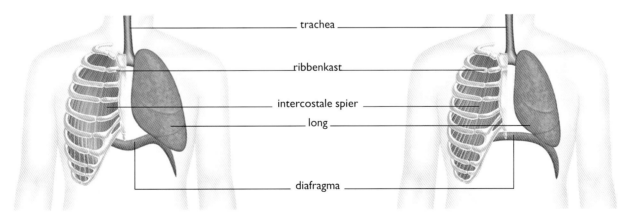

trachea

ribbenkast

intercostale spier

long

diafragma

INADEMING   UITADEMING

Pranayama-oefeningen

Deze *pranayama*-oefeningen leren de ademhaling, en hierdoor de energie in ons lichaam, te beheersen. Bedenk dat u onder andere uw spieren traint als u de oefeningen doet. Voer de oefeningen daarom niet te snel uit- als u iets forceert tijdens *pranayama* kan uw hele emotionele evenwicht verstoord raken. Wees geduldig, eerlijk tegenover uzelf en realistisch in uw verwachtingen van de oefening. Geniet boven alles van het verjongende gevoel tijdens de oefeningen.

Zorg dat eenvoudige concentratie van de ademhaling (zie kader op de volgende pagina) u gemakkelijk afgaat, voordat u de volgende *pranayama*-oefeningen doet.

De lichtende schedel – Kappalabhati

Letterlijk vertaald betekent het Sanskriet voor deze oefening 'schedel die licht geeft' en dat is een goede omschrijving voor wat u ervaart tijdens de oefening. De lichtende schedel is een oefening in het beheersen van het diafragma door een pompende ademhaling, waardoor u helder van geest wordt, de dingen duidelijker onderscheidt en vitale kracht krijgt. De oefening maakt het diafragma sterker en brengt de hartspieren, lever en maag in evenwicht. *Kappalabhati* is een *kriya* (een reinigende oefening) voor het ademhalingssysteem en de *nadi's* (zie pagina 20, 21). Het verwijdert afvalstoffen en zorgt ervoor dat energie en zuurstof onbelemmert kunnen circuleren.

Kappalabhati wordt net zoals andere ademhalingsoefeningen in etappes gedaan. Haal een paar keer gewoon adem. Adem daarna voor het eerste deel van de oefening in via uw neus. Adem snel door uw neus uit en trek de buikspieren hard samen. (De uitademing is alsof u een kaars uitblaast, maar dan via uw neus.) De volgende inademing is passief. Laat de buikspieren langzaam, zonder inspanning uitzetten. Adem uit door vier ritmische stoten. Adem weer diep in en adem normaal uit. Herhaal de oefening vier keer. Breid de oefening uit door vier keer twintig ademhalingen te doen. (Opmerking: Doe de oefening niet als u zwanger bent, een hoge bloeddruk heeft of lijdt aan nerveuze spanningen, depressies, angstaanvallen of benauwdheid.)

De overwinning – Ujjayi

Dit is een eenvoudige ademhalingsoefening die u apart of in combinatie met andere ademhalingsoefeningen kunt doen. U kunt het ook tijdens het oefenen van houdingen toepassen. Deze methode bestaat uit het maken van een zacht, constant sissend geluid bij het in- en uitademen. Uw geest kan zich dan hierop concentreren tijdens de oefening en het is vooral nuttig als u het moeilijk vind uw aandacht bij de ademhaling te houden. (Het geluid is ongeveer gelijk aan dat het geluid dat u hoort als u een schelp tegen uw oor houdt.) *Ujjayi* heeft een heerlijk, kalmerende invloed en geeft u tegelijkertijd nieuwe energie. Bovendien traint het uw concentratievermogen. Het brengt het ademhalingsstelsel en de inwendige organen in harmonie en verhoogt de lichaamstemperatuur.

U kunt het geluid oefenen door via uw mond uit te ademen en een zacht 'haa' te laten horen alsof u een raam beslaat door erop te ademen. Maak nu hetzelfde geluid met uw mond bijna dicht, zodat u door uw neus uitademt. Adem weer in door uw neus en maak het geluid met behulp van de inademing. Het geluid hoeft niet hard te zijn, net hoorbaar is voldoende. Dit is de *Ujjayi*-ademhaling.

Een ademhaling verlengen en de adem inhouden

U kunt als u wilt deze oefening combineren met *Ujjayi* door een geluid te maken als u ademt. U zult merken dat het in het begin gemakkelijker is om de adem te verlengen en in te houden door te gaan liggen, maar streef ernaar rechtop te zitten. Adem normaal en luister goed naar uw ademhaling. Let op of een ademhaling diep of oppervlakkig, langzaam of snel is. Tel dan in een regelmatig tempo in uzelf. U zult merken dat het ritme van het tellen zich naar uw polsslag zal richten – dit ritme of een ander ritme is prima, zolang het maar gelijkmatig is. Blijf normaal ademen, maar maak uw uitademingen geleidelijk langer. Blijf op hetzelfde ritme inademen tot uw uitademing twee keer zo lang is als uw inademing (een totale ademhaling kan dus vier tellen inademen en acht tellen uitademen zijn). Concentreer u nu op de pauze tussen elke ademhaling. Houd uw adem rustig in als u het diepste punt van inademing hebt bereikt, wacht tot u een uitademing omhoog voelt komen en adem dan pas uit.

Probeer uiteindelijk uw adem drie keer zolang in te houden als dat u inademt. Volg het eerder genoemde voorbeeld en adem vier tellen in, houd de adem twaalf tellen vast en adem acht tellen uit. De verhouding 1:3:2 is niet eenvoudig of natuurlijk – het zal even duren voor u het onder de knie heeft. Is alle adem uit uw longen, geef uzelf dan een moment van ontspannen rust voor weer inademt. Als u vertrouwd raakt met de techniek, verleng dan het aantal tellen dat u inademt (en ook de adem vasthouden en uitademen; houd altijd de verhouding 1:3:2 aan).

❂ DE ADEMHALING OBSERVEREN

Doe eerst deze simpele oefening in het observeren van de ademhaling voor u een van de oefeningen in dit hoofdstuk ter hand neemt. Dit is een combinatie van concentratie (*dharana*) en adembeheersing (*pranayama*).

    Ga in de dodenhouding liggen of doe de halve lotus of de held en zorg ervoor dat u uw ruggengraat recht houdt. Doe uw ogen dicht en leg, als u het prettig vindt, uw handen op uw borst en buik om de beweging van uw ademhaling te kunnen voelen. Luister naar de luchtstroom die het lichaam in en uit gaat. Volg in gedachten de weg die de adem aflegt: via de neusgaten naar binnen, door uw keel, naar de longen en van de longen naar het bloed. Volg de uitademing van uw longen, naar de keel, van de keel naar de neus en naar buiten via de neusgaten. Merk op hoe een inademing koud aanvoelt aan de bovenkant van de neusgaten en de uitademing warm is langs de onderkant. Ademt u slordig of soepel, snel of langzaam, gelijkmatig of onregelmatig? Maak u geen zorgen als u merkt dat u onregelmatig, slordig of snel ademt – het is nu belangrijk dat u observeert, adembeheersing volgt later. Als u wordt afgeleid, breng dan uw aandacht rustig terug naar de beweging van iedere ademhaling.

    Onderzoek zo uw ademhaling zo lang als u prettig vindt en probeer u dan te concentreren op een soepele en regelmatige ademhaling: zorg dat de in- en uitademing met dezelfde tussenpozen even lang duurt. Het is handig om te tellen hoe lang u in- en uitademt (of herhaal voor uzelf: 'Ik ben me ervan bewust dat ik inadem'; zie pagina 109). Probeer dit een paar minuten te doen. Besteed meer tijd aan deze oefening tot u merkt dat het makkelijk gaat.

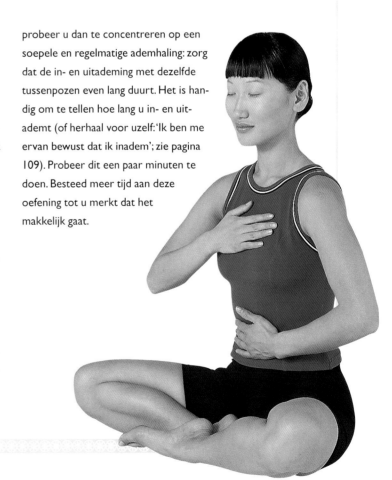

Afwisselend ademen door de neusgaten – Anuloma Viloma

U merkt het misschien niet, maar we ademen vaak ongeveer een uur door het ene neusgat en wisselen dan en ademen voornamelijk door het andere neusgat. Yoga legt dit uit als de werking van *Ida* en *Pingala*, twee spirituele energiekanalen (of *nadi's*) die het lichaam via de neusgaten verlaten. De ene keer overheerst *Ida*, de andere keer *Pingala*. Afwisselend door de neusgaten ademen, brengt evenwicht tussen de twee energiestromen en bevordert volmaakte harmonie van lichaam, geest en ziel.

Begin de oefening met de hand in de *Vishnu mudra*houding. Krom de wijsvinger en middelvinger van uw rechterhand naar binnen. Sluit met de duim het rechterneusgat af en met de ringvinger en pink het linkerneusgat.

Sluit uw rechterneusgat met uw rechterduim en adem in via het linker. Beweeg uw duim niet en sluit uw linkerneusgat af met uw vingers en houd uw adem even in voordat u de duim van het rechterneusgat haalt en daardoor uitademt. Adem nu door hetzelfde neusgat in en sluit het opnieuw af met uw duim. Houd uw adem een paar tellen in en haal dan de vingers van het

linkerneusgat en adem erdoor uit, terwijl u het rechter houdt afgesloten. Deze twee ademhalingen vormen samen een ademhalingsronde. Doe de oefening twaalf keer en voer het aantal op tot 24 of meer als u vordert en meer vertrouwd raakt met de techniek van de oefening.

Een variatie op het afwisselend door de neusgaten ademen, gaat als volgt: leg de wijsvinger en middelvinger op uw voorhoofd tussen uw wenkbrauwen in plaats van ze in uw handpalm te leggen. Zo stimuleert u de ajna chakra die op dit punt van uw voorhoofd ligt. Door uw hand in deze houding te plaatsen, laadt u dit energiecentrum met *prana* op. De oefening eist meer van u dan de basisoefening afwisselend door de neusgaten ademen en moet met voorzichtigheid en concentratie gedaan worden.

Zoemende bij – Brahmari

Deze *pranayama* met haar schitterende naam, helpt u de aandacht op de uitademing te richten met het doel hem te verlengen als de kwaliteit en het geluid van de ademhaling eenmaal goed zijn. In de oudheid zei men dat *Brahmari* de stem lieflijk maakte, maar het helpt vooral om mentaal en fysiek te ontspannen. De oefening geeft een gevoel van diepe kalmte, vooral bij mensen die last hebben van een gespannen nek, keel, bovenrug en schouders.

Adem alleen in door uw neus. Zoem met een vol en gelijkmatig geluid als u uitademt. Luister naar het zoemen; verander de toonhoogte en laat het geluid in uw hoofd en borst weerklinken. Uiteindelijk zult u een zoemend geluid vinden dat u prettig vindt klinken en bij u past. Maak dit geluid als u in- en uitademt. Begin met vijf tot tien ademhalingsron-

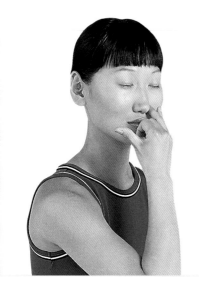 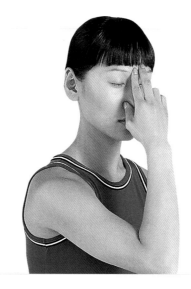

VISHNU MUDRA
Deze stevige, maar sierlijke houding van de hand (mudra) wordt gebruikt bij het afwisselend door de neusgaten ademen. Sluit de neusgaten aan de onderkant licht af, zodat ze makkelijk openen als u een duim of vinger loslaat.

De houding van de hand bevordert de pranastroom naar het ajna chakra dat tussen de wenkbrauwen ligt. Als u deze versie probeert, tel dan met uw linkerhand en sluit met de rechterhand de neusgaten af.

RONDEN TELLEN

Bijhouden hoeveel keer u een ademhalingsoefening herhaalt is een belangrijk onderdeel van *pranayama*. U wordt gedwongen uw geest op de ademhaling te richten, waardoor uw concentratievermogen verbetert en u zich voorbereid op meditatie – u raakt immers de tel kwijt als u wordt afgeleid! U telt het aantal malen dat u de oefening doet op een uitgestrekte hand. Tel met uw duim de vingerkootjes van de hand in de volgorde die u hiernaast ziet. Leg bij de eerste ademhalingsronde de duim op het onderste gewricht van uw wijsvinger; ga bij de tweede ronde omhoog naar het middelste gewricht en bij de derde naar het bovenste gewricht van de vinger; ga naar de toppen van de volgende vingers voor rondes vier tot en met zes; daarna naar beneden via de pink langs de onderste gewrichten van de ring- en middelvinger voor ronde negen en tien en omhoog naar het middelste vingerkootje van uw middel- en ringvinger voor ronde elf en twaalf.

Het aantal ademhalingsronden dat u per training doet kan verschillen en bij de beschrijving worden suggesties gegeven voor het aantal ronden. Als u vordert met uw training, zult u meer ademhalingsronden kunnen doen, maar blijf altijd binnen de grenzen van comfort en gemak. Negen ademhalingsronden van twaalf ademhalingen (108 in- en uitademingen) worden een *mala* genoemd.

den en voer het aantal geleidelijk op. Deze oefening is vooral nuttig voor mensen die hun stem de hele dag moeten gebruiken, zoals leraren.

De verkoelende adem – Sithali

Deze oefening heeft een verkoelend effect op het lichaam. Hoewel ongewoon voor een *pranayama*-oefening, ademt u in door de mond en niet via de neus. Als u zich warm en ongemakkelijk voelt, is dit een fantastische oefening. Krul de zijkanten van uw tong omhoog en steek hem iets naar buiten, zodat het puntje net op uw onderlip komt. Adem in door het geultje dat uw tong heeft gemaakt, alsof u de adem indrinkt. Sluit uw mond en houd de adem een paar seconden in. Adem uit door uw neus. Doe dit vijf tot tien keer. (Oefen de *Sitkari* als u uw tong niet omhoog kunt krullen.)

De zuigende adem – Sitkari

Deze *pranayama* werkt net als de *Sithali*, verkoelend op het lichaam. Ook bij deze oefening ademt u in door de mond in plaats van via de neus. Leg het puntje van uw tong tegen uw gehemelte net achter uw voortanden. Adem de lucht in langs de zijkanten van uw tong – concentreer u op de verkoelende sensatie. Doe uw mond dicht en houd de adem een paar seconden vast, voordat u alleen door uw neus uitademt. Herhaal de ademhaling vijf tot tien keer.

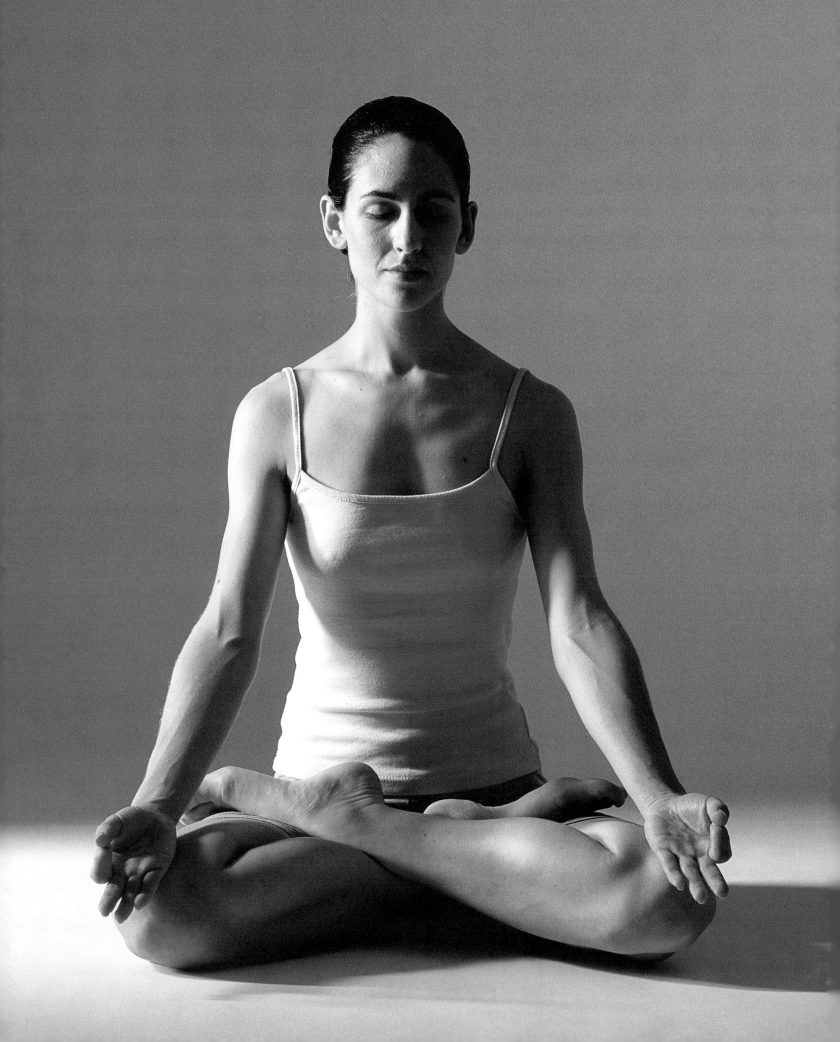

Meditatie

Meditatie is een actief proces om kalmte van geest te krijgen. Door meditatie trekken we de geest tijdelijk terug van de druk van de dagelijkse spanningen en creëren we een oase van rust en kalmte. Zelfs een paar minuten per dag mediteren kan een enorm verschil uitmaken met de manier waarop u in het dagelijks leven staat. De training zal u helpen uw spirituele pad te volgen en u bewust te worden van uw innerlijke wezen.

Onderzoeken hebben aangetoond dat meditatie een hoge bloeddruk, benauwdheid en stress kan verminderen, waardoor het ook een heilzame invloed heeft op het fysieke lichaam. Meditatie vereist geen atletische vaardigheden en is hierdoor een ideale training voor iemand die een bepaalde aandoening heeft of net herstelt van een blessure.

Dit hoofdstuk bespreekt de kunst van meditatie, praktische, zittende houdingen en verschillende hulpmiddelen, zoals mantra's, die we bij het mediteren kunnen gebruiken.

Wat is meditatie?

Meditatie is absolute kalmte van geest. Het is een staat van volledige absorptie of concentratie. We ervaren iets soortgelijks als we ons intens concentreren op schaken, een muziekstuk of een wiskundig probleem. Het verschil tussen deze geestesgesteldheid en meditatie is de diepte van de concentratie. Meditatie is volkomen – tijdens meditatie worden de geest en het voorwerp van de concentratie één. Voor veel mensen is meditatie het begin van een spiritueel leven volgens yoga.

Meditatie is een onderdeel van Patanjali's achtvoudige pad van yoga (zie pagina 18, 19). Het is een praktische methode om de geest aan te scherpen, zodat u het eindpunt van het yogapad kunt bereiken: het *samadhi*. In deze geestesgesteldheid kan een persoon een totaal zelfbewustzijn ontwikkelen en één worden met het universum of het 'Volkomene' (zie pagina 14).

Een direct voorbeeld van meditatie is het tot rust brengen van de werveling beelden en indrukken die onze geest iedere dag opnieuw wordt opgedrongen. Dit is eerder een proces van loslaten dan iets wat u door hard werken kunt bereiken. Van uw gewone bewustzijn overgaan in meditatie kan vergeleken worden met de overgang tussen waken en slapen – het is van nature niet iets wat u kunt beheersen. Net als u zich er niet bewust van bent dat u slaapt, bent u zich er ook niet letterlijk van bewust dat u in een staat van meditatie bent. U zult het pas herkennen als u weer 'wakker' wordt.

Het oefenen van *asana's* kan u helpen om u fysiek en mentaal te ontspannen, zodat uw geest zich kan voorbereiden op meditatie. Sommige mensen hebben hier echt baat bij, terwijl anderen net zo makkelijk in een meditatieve staat van geest komen zonder de hulp van *asana's*. Het maakt niet uit hoe u deze geestesgesteldheid bereikt – de meditatie is belangrijk, niet de manier waarop u het bereikt. Het kan zijn dat het liefst mediteert als u in beweging bent – sommige vormen van yoga zoals *Astanga vinyasa* (zie pagina 44) moedigen aan om tijdens *asana*-oefeningen te mediteren. De bewegingen van het lichaam helpen de geest zich te concentreren.

Naast het spirituele doel *samadhi*, zijn er andere voordelen van meditatie, zoals het verminderen van stress, een verbeterd concentratievermogen, gevoelens van stabiliteit, gemoedsrust en geestelijke en mentale kalmte. Meditatie kan ook bijdragen tot de genezing van lichamelijke kwalen en de bloeddruk verlagen.

Concrete en abstracte meditatie

Ruwweg gezien zijn er twee soorten meditatie: concrete of *Saguna* (ook wel beperkte of formele meditatie genoemd) meditatie en abstracte of *Nirguna* (ook wel 'geen geest', onbeperkte of vormeloze meditatie genoemd). Bij de eerste soort gebruikt de yogi een concentratiepunt van buitenaf – vaak een voorwerp, beeld, geluid of symbool – om zich op te concentreren. Dit vindt men vaak gemakkelijker dan abstracte meditatie, omdat het de geest iets tastbaars geeft om zich 'aan te hechten', zoals bijvoorbeeld een kaarsenvlam. Abstracte meditatie gebruikt geen extern concentratiepunt, maar bestaat uit absorptie van het eigen wezen (of het Volkomene) – een abstract gegeven in plaats van een voorwerp. Het is de moeite waard beide methoden uit te proberen – de meeste mensen geven aan de ene vorm de voorkeur boven de andere. Welke methode u ook kiest, beiden leiden uiteindelijk naar het *samadhi*.

Beginnen met mediteren

Zoek om te mediteren een rustige, warme plaats waar u zich op uw gemak voelt en niet wordt gestoord. Hoe minder u wordt afgeleid, hoe makkelijker mediteren voor u wordt. Probeer een plek te reserveren voor uw meditatie-oefeningen, zodat u die plaats gaat associëren met een staat van opperste concentratie. Als u geen rustige of afgezonderde meditatieplek kunt vinden, doe het dan met wat u heeft. In principe is het zelfs mogelijk te mediteren op een drukke verkeersweg!

Draag loszittende, makkelijke kleding. Mediteer voor u met *asana*-oefeningen begint of neem een lange rustpauze na de *asana's* en ontspan in de dodenhouding voor u gaat mediteren. U kunt *asana's* en meditatie natuurlijk ook op verschillende tijden oefenen.

Zoek een comfortabele zithouding (zie pagina 118) en begin met de meditatie-oefening van uw keuze (zie pagina 120-123). Als u wordt afgeleid, richt de aandacht dan kalm en zonder zelfkritiek weer op het punt van concentratie, of dat nu uw ademhaling, een kaarsenvlam of een mantra is. Probeer niet haastig een staat van meditatie te bereiken – het komt vanzelf en vereist geduld en oefening.

Hoe lang moet ik mediteren?

Beginners kunnen proberen meerdere keren tien tot vijftien minuten te oefenen. Als u merkt dat dit goed gaat, kunt u de meditatiesessies verlengen tot één of twee keer per dag een half uur of langer. Het is beter meerdere korte perioden te mediteren dan heel onregelmatig een lange periode. Hoe meer u oefent, des te beter zult u merken welke omstandigheden u nodig heeft en hoe lang u kunt oefenen. Merkt u dat u zich bijna een uur alleen maar ergert, omdat u uw geest niet kunt concentreren dan wilt u waarschijnlijk te vlug te veel bereiken.

Mediteer als het mogelijk is buiten in een prachtige en rustige omgeving. Dit doet wonderen voor uw meditatieoefeningen.

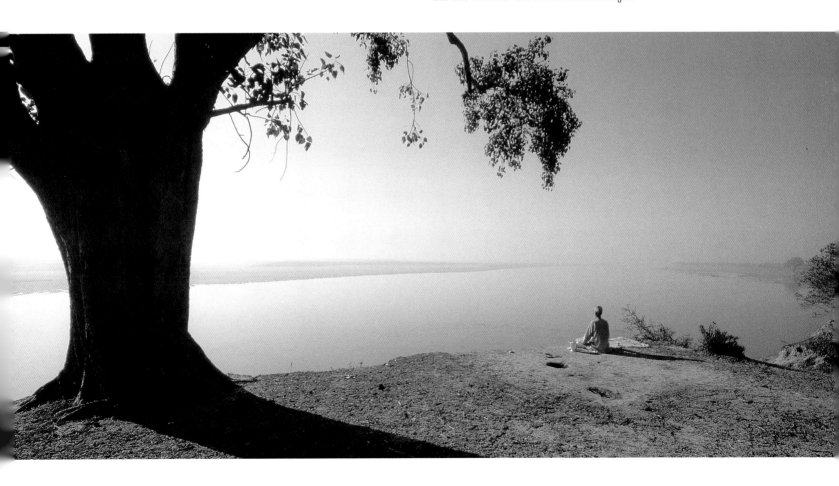

Meditatiehoudingen

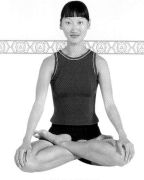

HELE LOTUS

De houding die u kiest om te mediteren, is heel belangrijk om de eenvoudige reden dat uw lichaam bij een ongemakkelijke houding signalen zal uitzenden die u afleiden en het u moeilijk maken uw geest te concentreren. U moet zonder pijn of ongemak een lange tijd in een houding kunnen zitten – maar maak het u niet zo gemakkelijk dat u in slaap valt!

Als u een meditatiehouding aanneemt, let dan vooral op de houding van de ruggengraat: die hoort gestrekt, rechtop en in evenwicht te zijn, zodat de energiebanen vrij kunnen stromen en u zich beter bewust kunt worden van de hogere energiecentra in het lichaam.

De traditionele houding voor meditatie is zittend op de grond. Maar de meeste mensen zitten overdag urenlang op een stoel. Ons lichaam is hierdoor gewend geraakt aan deze houding en het kost tijd – soms jaren – om het lichaam zo te trainen dat u gemakkelijk op de grond kunt zitten. Daarnaast zijn er veel mensen die last hebben van de onderrug, heupen, grote dijbeenspier, knie of enkels en hierdoor niet lang op de grond kunnen zitten om te mediteren.

De volgende houdingen zijn een richtlijn voor een aantal mogelijke meditatiehoudingen. Voor u er een probeert, zet u met uw handen het vlezige gedeelte van de billen recht en naar buiten. U zult merken dat de botten waarop u zit stevig in contact met de grond of de stoel komen, waardoor u niet zo snel geneigd bent naar achteren te rollen en op het heiligbeen terecht te komen.

Op een stoel zitten

Vindt u het niet prettig lange perioden op de grond te zitten, begin dan met het oefenen op een stoel (maar oefen dan zittende houdingen op de grond tijdens uw *asana*-oefeningen). Kies een harde stoel met een stevig zitvlak. Neem geen stoel met kussens, een dikke zitting of voorgevormde plastic stoelen met een gebogen zitting – ze duwen de ruggengraat ineen. Ga op de punt van de stoel zitten met een gestrekte rug en zet uw voeten een eindje uiteen plat op de grond (als de stoel te hoog is, kunt u een paar blokken of dikke boeken onder uw voeten leggen). Laat uw handen op uw knieën rusten. Zorg dat u in evenwicht bent en makkelijk zit: zoek de houding die het minste inspanning kost.

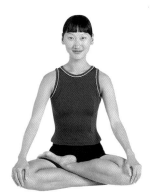

HALVE LOTUS

De lotus en halve lotus

De traditionele meditatiehouding is de hele lotus (zie pagina 75). Iemand die pas met yoga begint, vraagt zich vaak af waarom iemand zich zo graag in de knoop legt. De reden is omdat het lichaamsgewicht in deze houding perfect in balans is. De benen en heupen wortelen stevig in de grond en de ruggengraat kan zonder moeite rechtomhoog komen vanuit een goed gefundeerde basis. Kunt u de hele lotushouding nog niet, probeer dan de halve lotus (zie pagina 75). Deze houding heeft ook een prettig, solide effect, maar is iets minder in evenwicht. Wissel daarom iedere meditatiesessie het opgeheven been. Zelfs als u de lotus en halve lotus nog niet kunt, is het de moeite waard om ze tijdens uw *asana*training te oefenen.

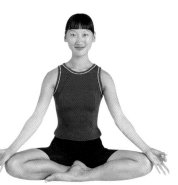

HALVE AANGEPASTE HOUDING

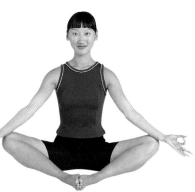

DE KLEERMAKER

DE POSITIE VAN DE HAND BIJ MEDITATIE

De houding van de handen tijdens het mediteren hangt van uw voorkeur af – houd uw handen gewoon in de meest comfortabele houding. Als u op een stoel zit of in de heldhouding, dan vindt u het misschien het makkelijkst om uw handen met de handpalmen naar beneden op de dijen te leggen. U kunt ook verschillende zegels maken met uw handen, die in het Sanskriet *mudra* worden genoemd. *Mudra* legt energie (*prana*; zie pagina 20-23) vast op een plek in het lichaam of stuurt een energiebaan in een bepaalde richting. Het maken van een *mudra*, kan worden vergeleken met het sluiten van een elektrisch circuit. Iedere *mudra* heeft een andere uitwerking. Hoe meer sensibiliteit voor de lichaamssignalen u ontwikkelt, hoe meer u het *prana* in verschillende delen van het lichaam zult voelen stromen. De *mudra* die van oudsher bij meditatie wordt gebruikt, wordt de kin-*mudra* of het zegel van bewustzijn genoemd. U maakt dit zegel door de wijsvinger en duim tegenelkaar aan te houden met de handpalm omhoog. De nagel van de wijsvinger raakt hierbij het kussentje van de duim. De kin-*mudra* richt de stroom van het *prana* naar de hogere *chakra's*, waardoor u zich beter kunt concentreren op de geest en uw wezen.

Halve aangepaste houding

Dit is een goede afwisseling voor de lotushoudingen – de kniegewrichten worden aanmerkelijk minder belast, terwijl de houding toch stabiel en in evenwicht is. Ga op de grond zitten en zet uw rechtervoet diagonaal ten opzichte van uw lichaam. Zet uw linkervoet voor uw rechter zodat de hielen op een lijn staan. Verwissel de voorste voet bij elke meditatiesessie. Probeer niet naar voren te buigen of uw onderrug te laten inzakken.

De kleermaker

De kleermakerhouding is een andere houding die een goed evenwicht bevordert. Ga op de rand van een opgevouwen deken of een yogablok zitten om de heupen iets omhoog te heffen en de natuurlijke neiging om achterover te bewegen, tegen te gaan. Om de druk op de enkels te verminderen, kunt u in het midden van een opgevouwen deken gaan zitten. In het begin kunt u de oefening doen met uw rug tegen een muur, maar maak er geen gewoonte van – als u ergens tegen leunt, raakt de ruggengraat een klein beetje uit evenwicht wat het moeilijk maakt om de houding vast te houden.

De held

Als de vorige houdingen u niet makkelijk afgaan, kunt u de heldhouding proberen (zie pagina 81). Dit is een prima tussenfase tussen het zitten op een stoel of een van de houdingen waar u met gekruiste benen zit. De complete houding eist heel wat soepelheid van de knieën, heupen en enkels, maar de volgende variatie op de houding is voor de meeste mensen eenvoudig aan te nemen. Kniel op een stapel yogablokken (of telefoonboeken) die tussen uw enkels liggen. Maak de stapel zo hoog als u prettig vindt. Of u nu op een of vier blokken zit, zorg ervoor dat u net op de rand van het blok zit, zodat uw dijen vrij kunnen bewegen. Houd uw knieën dicht bijelkaar, de dijbenen evenwijdig en richt uw voetzolen omhoog. Laat nu uw hoofd gewichtloos boven uw nek zweven. De held brengt een heerlijk gevoel van evenwicht – in vergelijking hiermee is, lekker op de bank zakken bijna een inspanning!

Voelt u spanning of vermoeidheid in uw enkels of de bovenkant van uw voeten, leg dan een opgerolde mat of deken onder uw enkels en laat de tenen naar de grond toe ontspannen.

DE HELD

Meditatietechnieken

Veel mensen merken dat ze een hulpmiddel nodig hebben als ze pas met meditatie beginnen, zodat het makkelijker wordt zich te concentreren en om hun geest op een punt te blijven richten. Over het algemeen worden hierbij de zintuigen van het gehoor of gezichtsvermogen gebruikt – het kan met behulp van mantra's, een gewoon voorwerp, zoals een kaarsenvlam, of visuele symbolen, zoals *yantra's* en mandala's. Wat u ook gebruikt om mee te mediteren, het doel blijft hetzelfde – een volmaakte, onverstoorde kalmte van geest creëren.

Als u voor het eerst mediteert, kan het nuttig zijn een persoonlijk altaar in uw meditatieruimte te zetten. Dit kan een tafeltje of een andere verhoging zijn die met een kleed is bedekt. Daarop kunt u bijvoorbeeld een kaars zetten of verse bloemen, een beeld, het OM-symbool, een foto of een afbeelding van iemand, waar u diepe waardering voor heeft, zoals uw leraar, een heilige, god of een religieus persoon. Deze voorwerpen brengen u in de juiste stemming voor meditatie en kunnen tegelijkertijd worden gebruikt als hulpmiddelen om de geest te concentreren.

Zorg dat u een vaste tijd en plaats voor meditatie reserveert. Probeer de volgende meditatietechnieken eens uit, om te zien welke het beste bij u past.

Ademhalingsmeditatie

Dit is een eenvoudige en klassieke manier om te mediteren. Het verschilt van de ademhalingsoefeningen (*pranayama*), die op pagina 110-113 beschreven worden; de ademhaling wordt nu gebruikt als een punt waar de geest zich op kan concentreren. Het geluid van de ademhaling vormt een eigen, natuurlijke mantra die *So-Ham* wordt genoemd: de inademing maakt dan het geluid *So* en de uitademing, klinkt als *Ham*. Dit wordt vertaald met: 'Ik ben Hij'. In yogatermen verwijst de uitdrukking 'Hij' naar de universele ziel of het 'absolute'. De ademhaling vormt dus een constante, kalme herinnering aan de verbinding tussen het individuele wezen en het universele bewustzijn (zie pagina 14).

Ga in een door u gekozen, comfortabele houding (zie pagina 118, 119) zitten om te mediteren met behulp van ademhaling. Sluit dan uw ogen en luister naar uw ademhaling. Probeer het natuurlijke ritme niet te veranderen; observeer alleen. Let op het moment dat uw adem de binnenkant van uw neusvleugels aanraakt als u in- en uitademt. Tel nu uw ademhalingen van één tot tien en begin opnieuw bij één (elke complete in- en uitade-

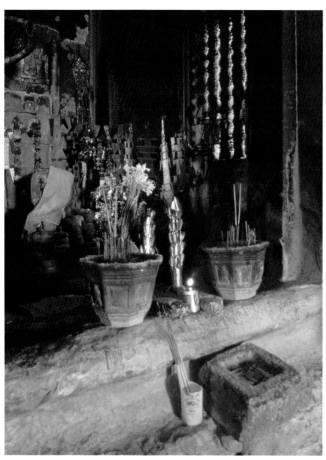

Over de hele wereld gebruiken mensen altaars en heilige plaatsen als een speciale plaats voor gebed en meditatie. U kunt uw eigen meditatieruimte creëren door wierook, bloemen en yantra's te gebruiken. Deze ruimte helpt u uw geest te concentreren.

OM MEDITATIE

 OM is het heilige geluid van het universum; de heilige lettergreep woordoor het hele universum vibreert. Het is een heilige mantra in de tradities van de hindoe, sikh, het jaïnisme en boeddhisme en symboliseert de universele ziel of het 'absolute' voor yogi. Het yogageschrift *Mandukya Upanishad* beschrijft OM nauwkeurig: 'OM beeldt de opperste Werkelijkheid af, het is het verleden, heden en de toekomst – de klank van OM omvat alles'.

Als het geluid hardop wordt herhaald, zou het de beste benadering van het geluid van universele vibratie zijn dat de menselijke stem kan maken. (Sommigen geloven dat het loeien van koeien ook een vorm van OM is.)

De klank van OM bestaat uit vier delen: 'a', 'oe', 'm' en een nasale, hummende naklank van de 'm'. (OM wordt op deze manier gespeld, omdat de 'a' en de 'oe' samensmelten in een klank als OM wordt uitgesproken). Deze vier klankdelen verwijzen naar verschillende niveau's van het bewustzijn: waken, dromen, een diepe droomloze slaap en een transcedente geestesgesteldheid. Als u het Sanskriet voor OM ziet, zult u zien dat deze vier delen in de vorm van het teken terugkomen. De bovenste boog beeldt het waken af; de lagere vormt het dromen; de golvende lijn die vanuit het centrum komt is de diepe slaap en de punt is de transcedente geestesgesteldheid. De halvemaan onder de punt, stelt *maya* voor – illusie.

OM wordt soms ook wel de Mula-mantra (de wortelmantra) genoemd en wordt vaak voor en na een andere mantra, zoals de Gayatri-mantra (zie de tekst hieronder), gebruikt.

Door OM te zingen aan het begin van uw meditatiesessie, wordt u zich bewust van de trillingen in uw lichaam die u met uw geest kunt volgen. Laat iedere herhaling in uw navel beginnen en naar uw voorhoofd omhoog bewegen. De hummende klank van de 'M' aan het eind, moet het langst worden vastgehouden – zodat u de vibraties tot in de beenachtige gedeelten van uw schedel kunt voelen. Probeer tijdens de stilte, die volgt na het zingen van OM, de vibraties te voelen die nog door uw lichaam trillen. Focus uw geest op deze vibraties en luister naar de onhoorbare klank van OM in het subtiele lichaam – men gelooft dat stil mediteren over OM het meest werkelijke geluid voortbrengt.

ming telt als een ademhaling). Gebruik deze eenvoudige methode om uw geest te concentreren en tot rust te brengen. Als u dit een tijd heeft volgehouden, stop dan met tellen en luister alleen naar de ritmische ademhaling – het kan zijn dat de ademhaling tijdens de meditatie heel langzaam wordt. Als uw geest afdwaalt, richt uw concentratie dan weer op de ademhaling en begin weer met tellen als u zich daardoor beter kunt concentreren.

Mantra meditatie

Mantra's zijn woorden die worden herhaald en die helpen om de geest tijdens meditatie scherp te stellen. Het woord mantra betekent 'gedachte die in geluid tot uitdrukking wordt gebracht'. Een mantra kan een lettergreep zijn, zoals de heilige lettergreep OM (zie kader hierboven) of een aantal woorden, zinnen of klanken. Sommige mantra's lijken op gebeden en hebben een duidelijke betekenis. Een veel gebruikte hindoe yogamantra – Gayatri-mantra – kan bijvoorbeeld worden vertaald met 'we mediteren over de meest uitgelezen zaligheid van de goddelijke Zon (of Bron); moge Dat ons begrip leiden'. In tegenstelling daarmee, zijn mantra's die het wezen van elk *chakra* (die 'kiemmantra's' worden genoemd) weergeven alleen een geluid zonder een letterlijke betekenis. De kiemmantra voor het basischakra, *muladhara*, is bijvoorbeeld de klank 'lam'.

Er zijn verschillende manieren om mantra's te gebruiken. De verreweg krachtigste manier is door zwijgende, geestelijke herhaling, maar mantra's kunnen ook gefluisterd, gesproken of gezongen worden. Hoe u de mantra's ook herhaalt, het doel is om uw geest te 'verankeren' en de vibraties van de mantra door heel uw fysieke en subtiele lichaam te voelen (zie pagina 70). Van oudsher wordt een mantra u gegeven door uw goeroe en mag u het nooit veranderen of aan iemand anders onthullen. Maar als u geen goeroe kunt raadplegen, kunt u zelf een mantra uitkiezen en het op ieder moment voor uzelf herhalen als u loopt, werkt, moet wachten of tijdens het mediteren. Bij het kiezen van een mantra is het belangrijk op vier punten te letten: de klank van het woord (of woorden), de betekenis, het begrip dat het afbeeldt en de spirituele betekenis ervan. Worden als 'liefde', 'vrede' en 'harmonie' zijn bijvoorbeeld geschikte mantra's.

Trataka

Trataka is een concentratieoefening die u in een meditatieve staat kan brengen. Het is ook een *kriya* (een zuiverende oefening) voor de ogen.

Ga voor het oefenen van *trataka* in de door u gekozen meditatiehouding zitten (zie pagina 118, 119) en richt u op een onbeweeglijk punt of voorwerp om u op te concentreren. Zoek een voorwerp, zoals een beeldje, een onderdeel van een afbeelding of iets anders dat u bij de hand heeft, dat ongeveer op ooghoog-

De top van een boom of een vergelegen bergtop zijn perfecte punten om u op te concentreren tijdens het oefenen van trataka. Het doel van trataka is het trainen van de geest, zodat deze de blik op een zichtbaar punt kan richten zonder met de ogen te knipperen.

te is. U kunt *trataka* ook buiten in de natuur oefenen en u concentreren op een onderdeel van het landschap dat vol schoonheid is, zoals een boom, bloem, rots of bergtop. Let erop dat u niet staart of het onderwerp van de concentratie uit het oog verliest – uw doel is om zonder inspanning helder te zien. Blijf kijken zonder met uw ogen te knipperen, totdat ze beginnen te tranen (het tranen van de ogen werkt zuiverend). Doe daarna uw ogen dicht en probeer u een paar tellen lang het beeld van het voorwerp voor te stellen door de *ajna chakra* (op het voorhoofd tussen uw ogen; zie pagina 25). Open uw ogen weer en kijk strak naar uw voorwerp van concentratie. Hethaal het openen en sluiten van uw ogen een paar minuten lang. Probeer *trataka* iedere sessie wat langer te oefenen. Dit concentratieniveau bereidt de geest voor op meditatie. Als u eenmaal ervaren bent in *trataka*, kunt u vanuit concentratie op een voorwerp onmerkbaar overgaan in een staat van volledige absorbtie – meditatie.

Meditatie met een kaars

Voor deze eenvoudige meditatiemethode steekt u een kaars aan en zet die op ooghoogte of iets lager voor u. Neem een comfortabele meditatiehouding aan en kijk constant naar de vlam. Richt uw geest rustig op dit lichtpunt. Het kan zijn dat uw geest af-

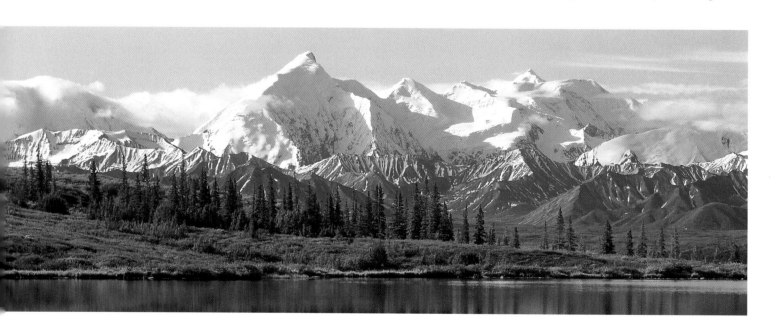

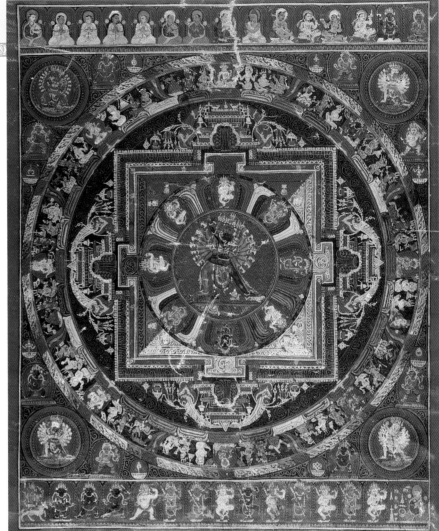

Deze ingewikkelde mandala is in de 15ᵉ eeuw in Tibet gemaakt. Het beeldt de god Hevajra — met zestien armen — af, die haar tegenhanger Nairatmya omhelst.

dwaalt, maar richt u, zodra u merkt dat u niet meer bent geconcentreerd, weer op de kaarsenvlam en kijk er strak naar. In tegenstelling tot *trataka*, kunt u bij deze oefening net zo vaak met uw ogen knipperen als nodig is en zelfs uw ogen dichtdoen als ze moe worden en proberen de kaarsenvlam voor uw gesloten ogen door het *ajna chakra* voor de geest te halen. Maak u geen zorgen als uw geest niet onbeweeglijk blijft — het wordt makkelijker als u meer oefent. U kunt deze meditatiemethode met ieder voorwerp oefenen, hoewel vooral de kaarsenvlam een goed concentratiepunt is met symbolische eigenschappen die met licht en rituelen te maken hebben, waardoor u beter in de stemming voor meditatie komt.

Yantra en mandala meditatie

Net zoals u bij mantra's (zie pagina 121) uw geest richt door geluid, brengen *yantra's* u in een meditatieve staat door het gezichtsvermogen. *Yantra's* zijn twee- of driedimendionale geometrische voorstellingen van de energieniveau's in het universum. Hoewel ze heel uitgebreid of juist heel eenvoudig kunnen zijn, worden yantra's voorgesteld als een vierkant waarbinnen zich een aantal cirkels, lotusblaadjes en driehoeken met een *bindu* of kiem in het midden, bevinden.

Een mandala is een ingewikkelde en schilderachtig soort *yantra* die gevormd en omsloten wordt door cirkels (het woord mandala betekent 'cirkel'). De cirkels beelden de eenheid van Yoga af. Mandala's worden vooral gebruikt in het Tibetaanse Tantrisme en bevatten vaak driehoekige vormen die omhoog en naar beneden wijzen en Shiva en Shakti, kosmische begrippen voor het mannelijke en vrouwelijke, voorstellen. De eenheid van Shiva en Shakti binnen de cirkel stelt een vereniging van tegenovergestelden voor: van heet en koud, de zon en de maan, mannelijk en vrouwelijk.

Het symbool OM of iedere andere *yantra* kan voor meditatie worden gebruikt door er rechtstreeks naar te blijven kijken of uw ogen te sluiten en het symbool voor de geest te halen. Zet de afbeelding op ooghoogte zodat u zonder moeite zich op de afbeelding kunt richten. Laat uw ogen langs het beeld glijden, onderzoek de vorm van iedere golving en hoek, en de ruimtes ertussen. Richt daarna uw blik strak op het centrum van de afbeelding en neem de vorm in uw geest op. Doe uw ogen dicht en haal het symbool of de *yantra* voor de geest, als uw ogen moe worden.

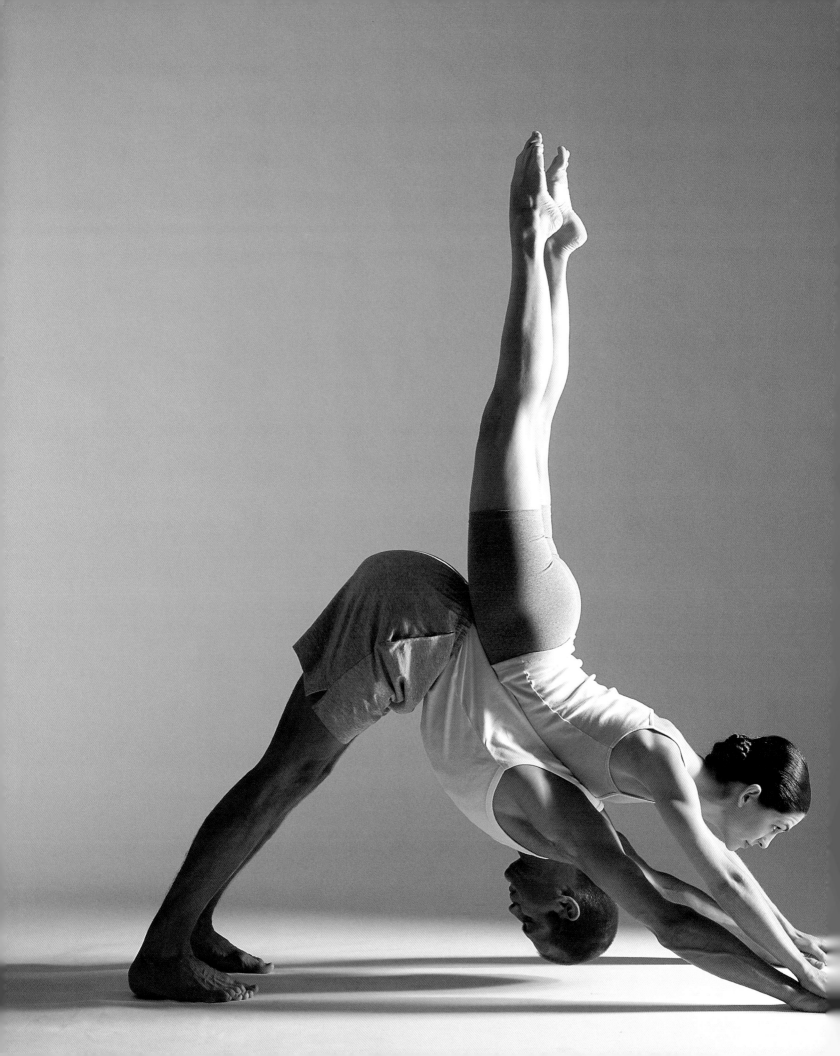

Yoga met een partner

Yoga wordt van oudsher alleen beoefend. Het ultieme doel, zelfontplooiing (zie pagina 14), bereikt u door alleen en voor uzelf bezig te zijn. Toch kan het soms enorme voordelen hebben om met een partner te oefenen, zodat u meer motivatie ontwikkelt, wordt aangemoedigd en lichamelijk wordt ondersteund in een oefening.

Met een partner werken, leert u meer over uw lichaam, geeft inzicht in de houdingen en zal het onderlinge vertrouwen en de relatie tussen u versterken. De ander bijstaan tijdens de oefeningen is net zo effectief als zelf oefenen met hulp.

Een aantal van de volgende oefeningen zijn eenvoudig en kalm, andere eisen meer ervaring. Zorg ervoor dat u en uw partner zich prettig voelen in een houding voordat u hem samen doet. Voel aan wat u wel en niet kunt en wees voorzichtig als de een veel groter of zwaarder is dan de ander: neem de tijd om een evenwicht te vinden.

Houdingen met een partner

Doe eerst een grondige warming-up, voordat u een van de houdingen probeert (met uitzondering van de rug-aan-rugademhaling; zie pagina 127). Oefen afzonderlijk enkele houdingen of een sessie, zoals de zonne-groet (zie pagina 94). Werk nauw samen met de partner tijdens de houdingen; als u wordt ondersteund, geef de partner dan beknopt commentaar en bespreek de details later. Zorg ervoor dat u en uw partner langzame bewegingen maken; begin en eindig een houding nooit haastig. Stop als u pijn of ongemak er-vaart en kom rustig uit de houding.

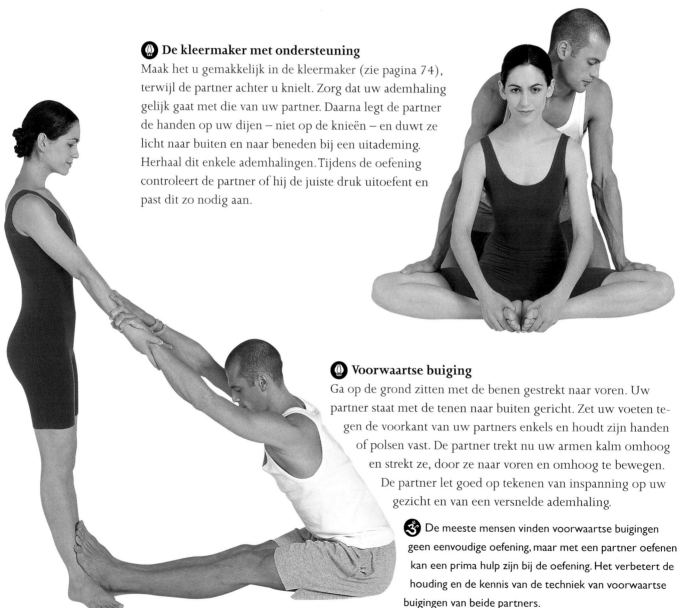

🪷 De kleermaker met ondersteuning

Maak het u gemakkelijk in de kleermaker (zie pagina 74), terwijl de partner achter u knielt. Zorg dat uw ademhaling gelijk gaat met die van uw partner. Daarna legt de partner de handen op uw dijen – niet op de knieën – en duwt ze licht naar buiten en naar beneden bij een uitademing. Herhaal dit enkele ademhalingen. Tijdens de oefening controleert de partner of hij de juiste druk uitoefent en past dit zo nodig aan.

🪷 Voorwaartse buiging

Ga op de grond zitten met de benen gestrekt naar voren. Uw partner staat met de tenen naar buiten gericht. Zet uw voeten te-gen de voorkant van uw partners enkels en houdt zijn handen of polsen vast. De partner trekt nu uw armen kalm omhoog en strekt ze, door ze naar voren en omhoog te bewegen. De partner let goed op tekenen van inspanning op uw gezicht en van een versnelde ademhaling.

🕉 De meeste mensen vinden voorwaartse buigingen geen eenvoudige oefening, maar met een partner oefenen kan een prima hulp zijn bij de oefening. Het verbetert de houding en de kennis van de techniek van voorwaartse buigingen van beide partners.

🔆 Rug-aan-rugademhaling

Ga rug-aan-rug in de kleermakershouding (zie pagina 74), de halve of de hele lotus (zie pagina 75) of met gekruiste benen zitten. Zorg ervoor dat geen van beiden naar voren of naar achteren buigt, maar ondersteun elkaar losjes. Als u een blok nodig heeft om op te zitten (zie pagina 74), laat dan ook de partner een blok gebruiken. Leg beide handen op uw knieën, enkels of in uw schoot.

Als u allebei in de houding zit, richt u dan op uw ademhalingspatroon en luister scherp naar uw eigen ademhaling. Richt de aandacht daarna op uw rug en voel de bewegingen van uw ademhaling. Voel de ademhaling van uw partner en breng uw ademhaling ermee in harmonie. Doe de oefening zo lang als u wilt.

🕉 Deze houding is een hele prettige methode om in alle rust samen tijd door te brengen en u wordt zich rechtstreeks bewust van uw ademhaling en het oppervlak van uw rug. De oefening is vooral nuttig als een van beiden het moeilijk vindt om een bepaalde houding alleen uit te voeren. Het is vooral een aanmoedigende houding als u hem uitvoert met uw partner, een goede vriend of als u zwanger bent.

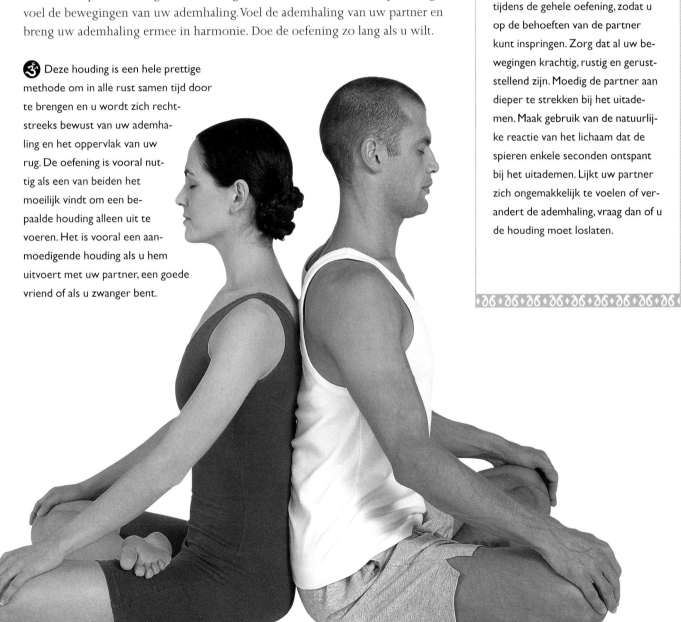

🕉 **ADVIES VOOR DE ONDERSTEUNENDE PARTNER**

Als u de ondersteunende taak heeft, laat dan eerst uw ademhaling gelijk gaan met die van de partner. Vertel wat u doet, geef raad en stel vragen tijdens de gehele oefening, zodat u op de behoeften van de partner kunt inspringen. Zorg dat al uw bewegingen krachtig, rustig en geruststellend zijn. Moedig de partner aan dieper te strekken bij het uitademen. Maak gebruik van de natuurlijke reactie van het lichaam dat de spieren enkele seconden ontspant bij het uitademen. Lijkt uw partner zich ongemakkelijk te voelen of verandert de ademhaling, vraag dan of u de houding moet loslaten.

De rugstrekking

Ga in de kindhouding (zie pagina 68) zitten en laat uw armen op de grond voor uw hoofd rusten.
Uw partner plaatst de achterkant van de heupen in uw heupen en steunt met de handen op de vloer.
De partner brengt de handen rustig naar achteren tot ze plat op uw rug liggen en strekt
daarna de benen, ontspant het hoofd en tilt de armen over uw hoofd. Pak de
polsen van uw partner vast en leidt ze rustig naar de grond.

🕉 Uw partner kan de *asana* makkelijker maken door de benen te buigen.

❗ Deze strekking kan sterke emoties losmaken bij uw partner. Laat de partner dan de kindhouding aannemen.

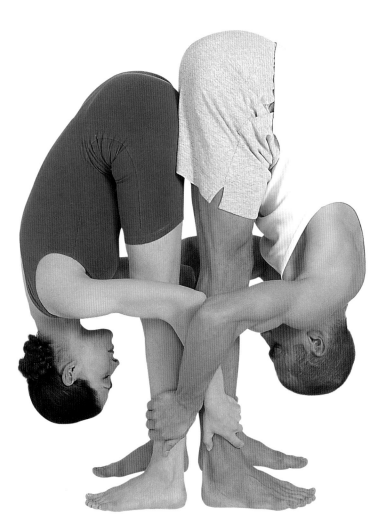

Dubbele voorwaartse buiging

Neem de staande voorwaartse buiging (zie pagina 55) aan, zet uw voeten iets uit elkaar en steun met uw handen op de grond en/of buig de knieën licht. De partner gaat achter u staan en neemt voorzichtig dezelfde houding aan. Probeer uw heupen tegen die van de partner te houden en breng de enkels zo dicht mogelijk bij elkaar. Pak de enkels of scheenbenen van uw partner vast, terwijl de partner uw enkels vasthoudt. Adem tegelijkertijd in en strek uw benen. Breng als u uitademt allebei uw hoofd naar uw enkels. Haal zo een paar keer adem.

🕉 Bij deze voorwaartse buiging gebruikt u de partner als een stabiliserend gewicht, als een anker om uzelf dieper te kunnen buigen. Het heeft een schitterende werking als u zo soepel bent dat u uw tenen kunt aanraken, maar is ook de moeite waard als u dat nog niet kunt.

☸ Neerkijkende hond met ondersteuning

Neem de neerkijkende hond aan (zie pagina 62). Uw partner zet nu een
voet tussen uw handen en duwt met een hand in het midden van het
heiligbeen (tussen de heupen). Daarna duwt uw partner de
hand krachtig omhoog en van zich af (om meer kracht
te zetten, kan de partner beide handen aan weerszij-
den van het heiligbeen zetten). Blijf met elkaar pra-
ten totdat u zich beiden prettig voelt in de houding.
De partner luistert naar uw ademhaling en moedigt u aan de hielen stevig in de grond te druk-
ken. Zorg ervoor dat u uw handen niet
dichterbij uw voeten zet, wanneer de
partner u omhoog duwt.

🕉 De oefening ziet er misschien niet
erg indrukwekkend uit, maar geeft een
heerlijk gevoel! Uw begrip van de neerkijken-
de hond wordt oneindig verdiept door deze eenvoudige handeling. Het verlengt de ruggengraat, de bekkenbodemwand en de buikwand (zie pagina 62), strekt de benen en stelt uw
geest scherp. U voelt de zwaartekracht en u zult merken hoe deze houding u kan voorbereiden op omgekeerde houdingen, zoals de hoofdstand (zie pagina 85).

🪷 Twee honden

Neem de positie aan van de neerkijkende hond. Uw partner zet nu aan beide zijden
van uw lichaam één voet ter hoogte van uw schouders, zet daarna de handen op de
grond en voert de neerkijkende hond uit. Voorzichtig zet de partner eerst de ene voet
en dan de andere aan de achterkant op uw heupen
(op dezelfde hoogte als de handen in de oefening
hiervoor). De voeten mogen iets naar buiten
draaien. De partner duwt krachtig met de benen en blijft tijdens de hele houding met u
overleggen. De partner beëindigt de oefening door met een voet tegelijk naar beneden te gaan. Niet springen.

🕉 Dit is een krachtige variant op de
houding – zorg er daarom voor dat u
deze oefening 10 tot 15 ademhalingen
alleen kunt volhouden en oefen
eerst de neerkijkende hond met
ondersteuning (zie hier boven).

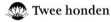

☸ VOORDELEN VAN SAMEN-WERKEN

• Uw partner kan u in de juiste houding helpen door druk uit te oefenen met de handen of het lichaamsgewicht. Als u de juiste houding eenmaal aanvoelt, kunt u de houding alleen oefenen.

• U wordt zich meer bewust van de beheersing van uw ademhaling als u met iemand samenwerkt.

• Vooral als u zich niet zeker voelt in een houding, kan een partner u geestelijk ondersteunen, aanmoedigen en motiveren.

• Yoga met een partner bevordert intimiteit en vertrouwen tussen u en de partner.

• Het kan u extra aanmoedigen om yoga thuis te oefenen.

Dubbele driehoek

Ga rug-aan-rug staan met uw partner. Zet uw voeten naast elkaar zonder elkaar aan te raken als voorbereiding op de driehoek (zie pagina 56). Draai uw rechtervoet naar buiten en de partner draait de linkervoet naar buiten. Adem beide in en breng de armen op schouderhoogte. Kijk dezelfde richting uit – naar rechterenkel (voor de partner de linkerenkel), terwijl u beide een diepe zijbuiging maakt vanuit het heupgewricht en de zijden tegen elkaar strekt. Zorg dat uw handen op dezelfde hoogte op de gestrekte benen komen te liggen. Voelt u zich in evenwicht, kijk dan omhoog en leg de bovenkant van uw vingers tegen die van de partner aan. Haal in deze houding een paar keer adem, draai de romp naar de vingertoppen. Kom uit de houding door naar beneden te kijken, de vingertoppen van elkaar te halen en langzaam omhoog te komen. Herhaal de houding met de andere zij.

☸ De zachte aanraking van beide handen kan u helpen de romp helemaal te draaien, open te stellen en de bovenarm te strekken.

❗ Wees voorzichtig dat u elkaar geen duw of klap geeft als u in en uit de houding beweegt!

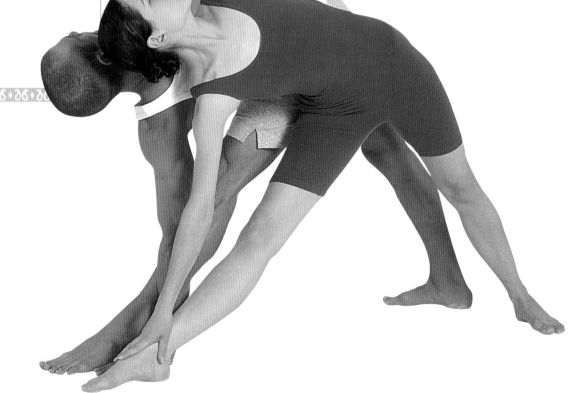

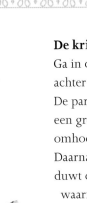

De krijger met ondersteuning

Ga in de krijgerhouding variatie 1 staan (zie pagina 60). Uw partner gaat achter u staan en neemt de achterkant van de dijen stevig tussen de benen. De partner pakt uw polsen en trekt uw armen langzaam naar voren en in een grote cirkel – naar voren, naar de grond, naar de zijkanten en weer omhoog, zodat uw handpalmen weer boven uw hoofd samen komen. Daarna pakt de partner uw bovenarmen net boven de ellebogen vast en duwt die krachtig omhoog. Haal een paar keer adem in deze houding, waarna de partner u loslaat en een stap terug doet. U gaat rechtop staan en herhaalt de houding met de andere kant van het lichaam met de hulp van uw partner.

🕉 Misschien lijkt het alsof de assisterende partner niet veel bijdraagt aan deze houding, maar de ander ervaart gewoonlijk een heerlijk gevoel van vrijheid en wijdsheid in de armen, borst, bovenrug en nek. Veel mensen voelen spanning en stijfheid als ze de armen en bovenrug in de krijgerhouding tillen.

Evenwichtszit

Ga met het gezicht naar elkaar toe een eindje van elkaar af staan. Pak de polsen van de ander stevig vast en houd de armen helemaal gestrekt. Maak uw rug lang en zorg ervoor dat uw voeten stevig op de grond staan. Buig van elkaar vandaan en buig langzaam door uw knieën tot u hurkt. Blijf naar achteren leunen om in evenwicht te blijven. Kom op dezelfde manier naar boven tot u weer staat. Zorg dat u even langzaam en gelijkmatig omhoog en naar beneden gaat.

🕉 Door deze simpel ogende oefening ontwikkelt u een goed gevoel voor evenwicht en coördinatie. U merkt hoe het lichaam reageert op zijn eigen gewicht als u zich beweegt en welke spieren u bij deze houding gebruikt. Als u en uw partner niet even lang zijn, doe de oefening dan heel langzaam en concentreer u op de ademhaling.

🪷 Als u de oefening gemakkelijk vindt, houd dan één in plaats van twee handen van uw partner vast (pak eerst elkaars rechterhand vast en later de linker).

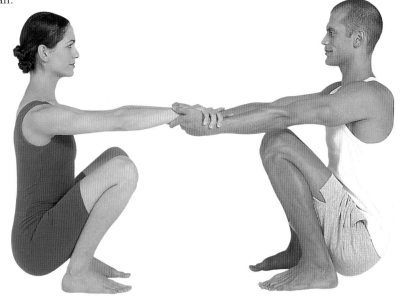

De brug met ondersteuning

Ga op uw rug liggen met uw armen langs uw zij, de knieën gebogen en de voeten naast elkaar (op heupafstand) dicht bij de heupen. Draai uw bekken omhoog en til de heupen van de grond, zoals bij de voorbereiding op de brug (zie pagina 77). Vouw uw vingers achter uw rug in elkaar en leg ze onder uw schouders. De partner zit bij uw hoofd en zet de voeten tegen uw schouders. Dan legt de partner de handen onder uw bovenrug en duwt die naar zich toe zodat de borstkas uitzet. De partner houdt zich in balans met de voeten.

🕉 De bovenrug optillen en de borstkas vrijmaken en openstellen, helpt bij alle rugbuigingen. Door deze oefening strekt u zich krachtig en leert u de bewegingen van het lichaam beheersen.

❗ Deze oefening mag geen pijn in uw rug of nek veroorzaken.

🪷 Volledige rugbuiging met ondersteuning

Ga op uw rug liggen alsof u zich voorbereid voor het wiel (zie pagina 82), met uw voeten evenwijdig aan elkaar onder de heupen en dicht naar het lichaam toe. Uw partner zet de voeten nu net achter uw schouders. Breng uw armen over uw hoofd en pak de enkels van uw partner stevig vast. Til de heupen van de grond en neem de brughouding aan. Uw partner buigt naar beneden en legt de handen onder uw bovenrug. Als u zich omhoog duwt, vouwt de partner de handen onder u, zodat uw borstkas omhoog komt en zich opent. Het kan zijn dat de partner flink naar achteren moet leunen vanuit de heupen om deze houding vast te kunnen houden. Zorg ervoor dat de partner in plaats van de rug te krommen, de knieën buigt. Zo nodig kan de partner de houding aanpassen aan uw soepelheid. Voelt u bijvoorbeeld druk op uw onderrug dan staat de partner te dicht bij uw schouders. Ga dan liggen tot de partner de houding heeft veranderd. Om uit de houding te komen, laat de partner u langzaam naar beneden zakken en herinnert u eraan om de kin licht naar de borst te brengen en de grond eerst met uw achterhoofd te raken. Draai de ruggengraat daarna in een voorwaartse buiging (zie pagina 55) als tegenwicht voor deze houding.

🕉 Wees niet bang om te veel druk op de enkels van uw partner uit te oefenen – u zult de partner er niet door bezeren!

Ontspanning met een partner

De partner helpen een ontspannen houding (zie pagina 89) aan te nemen na de yogatraining zal hij of zij als een van de prettigste onderdelen van de training ervaren.
Het is ook een eenvoudige en effectieve manier om een training mee te beginnen, als
u er tegenop ziet met een partner te oefenen.

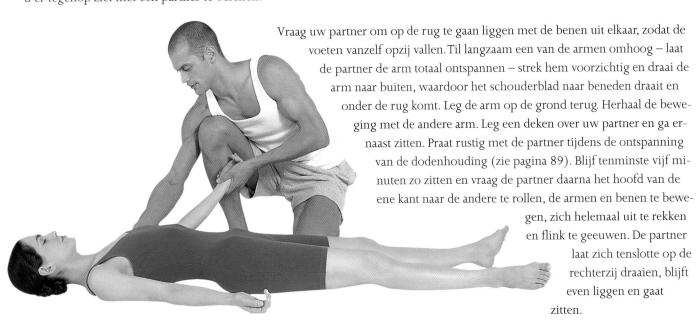

Vraag uw partner om op de rug te gaan liggen met de benen uit elkaar, zodat de
voeten vanzelf opzij vallen. Til langzaam een van de armen omhoog – laat
de partner de arm totaal ontspannen – strek hem voorzichtig en draai de
arm naar buiten, waardoor het schouderblad naar beneden draait en
onder de rug komt. Leg de arm op de grond terug. Herhaal de beweging met de andere arm. Leg een deken over uw partner en ga er-
naast zitten. Praat rustig met de partner tijdens de ontspanning
van de dodenhouding (zie pagina 89). Blijf tenminste vijf minuten zo zitten en vraag de partner daarna het hoofd van de
ene kant naar de andere te rollen, de armen en benen te bewegen, zich helemaal uit te rekken
en flink te geeuwen. De partner
laat zich tenslotte op de
rechterzij draaien, blijft
even liggen en gaat
zitten.

VERDERE ONTSPANNING

Behalve het draaien van de schouderbladen door het optillen van de armen, zijn er nog andere bewegingen die voor verdere ontspanning in deze houding kunnen zorgen. Als de partner de kin omhoog
gericht heeft, leg uw handen dan kalm aan beide zijden van het hoofd van de partner en strek de achterkant van de nek. Blijft de kin omhoog, plaats dan een blok, boek of opgevouwen deken onder het hoofd. U
kunt ook de benen een handje helpen om te ontspannen. Ga bij de voeten van de partner zitten en til een
been een eindje van de grond. Vraag de partner zich geheel te ontspannen, zodat het hele gewicht
in uw handen rust. Strek het been voorzichtig van de heup af en breng het naar weer naar de
grond. Herhaal dit met het andere been. Zorg ervoor dat al uw bewegingen langzaam, rustig, stevig en geruststellend zijn. Een beweging die aarzelend of ruw is, of kietelt, kan het moeilijk maken
voor de partner om te ontspannen.

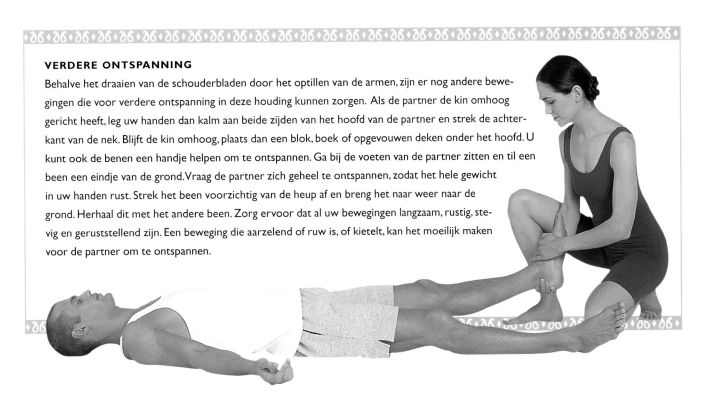

Conclusie

Waar u zich ook op uw individuele pad van yoga bevindt, ik hoop dat dit boek u heeft geholpen en heeft aangemoedigd. U weet nu dat iedereen yoga kan beoefenen, welke fysieke gesteldheid of andere omstandigheden er ook mee mogen spelen. Yoga is vooral een oefening van de ziel – met behulp van het lichaam. Bezie de lichamelijke voordelen van yoga als diepe en langdurige bijverschijnselen van een methode die op een veel dieper niveau op u inwerkt.

Er wordt wel gezegd dat iedere stap op het pad van de yoga een stap dichter bij uiteindelijke verlichting is. Ieder moment dat u – bewust of onbewust – naar die geestesgesteldheid streeft, is goed besteed. Zelf als u geen yogaoefeningen meer doet – val dan niet zover terug dat u helemaal geen vorderingen meer maakt. De Bhagavad Gita zegt: 'In yoga is zelfs een vruchteloze poging niet tevergeefs. Het zal geen tegenovergesteld resultaat voortbrengen.'

Als uw nieuwsgierigheid geprikkeld is, kunt u op drie manieren meer te weten komen over yoga. Ten eerste door te lezen. De bibliografie op pagina 138 kan u alvast op weg helpen. Het geeft een opsomming van boeken over de geschiedenis, filosofie, lichamelijke oefening en culturele betekenis van yoga.

Ten tweede kunt u veel van anderen leren. Een yogaleraar kan u helpen oefeningen uit te voeren. Dit betekent niet dat u iedere week een les moet volgen, maar u kunt af en toe, als het u uitkomt, een les volgen. U kunt ook met een workshop of een korte cursus meedoen.

Cursussen worden over de hele wereld gegeven – sommige duren maar een dag of een weekend, terwijl andere korte vakanties zijn die yoga met andere activiteiten, zoals wandelen, schilderen of zelfs zeilen, combineren. Communes en studiehuizen bieden, soms onder leiding van een swami of een goeroe, de mogelijkheid een diepere yogastudie te doen. Om meer informatie te krijgen, kunt u het beste yoga-instituten (zie pagina 139) benaderen, op het internet zoeken of een speciaal yogatijdschrift lezen.

De derde en belangrijkste manier om yoga te onderzoeken is tegelijkertijd de meest eenvoudige. Oefen! Pas de yogaprincipes toe die u al geleerd heeft – hoe weinig dit ook nog mag zijn – en u zult meer over u zelf leren dan u leert van het lezen van stapels boeken of het volgen van honderden yogalessen. Dit vormt de basis van alle oude geschriften: de geest van duizenden mensen die zich over deze denkbeelden gebogen hebben. De *Hathayoga Pradipika* zegt: 'Ieder mens zal een *siddha* (uitzonderlijke gave) worden, als hij yoga beoefent.' De voordelen van yoga zult u niet merken als u over de theorie in de teksten leest, de juiste kleren draagt of over yoga praat. 'Onvermoeibaar blijven oefenen is de sleutel tot succes. Absoluut!'

Hoeveel duidelijker kan een aanwijzing zijn?

Yoga tegen veel voorkomende aan

	MENSTRUATIE	LICHTE RUGPIJN	SPIJSVERTERINGS-KLACHTEN
RAANBEVOLEN ASANA'S (HOUDINGEN) ZIE HOOFDSTUK 4 & 5	De kleermaker, de held / rustende held, kindhouding, de knie-naar-borsthouding, de boom, de kop-van-de-koehouding, zijstrekking (zittend), de lotus en de halve lotus, draai A en de kraai (stap 1).	De berg, kalme voorwaartse buiging, de krijger (versie 2), de neerkijkende hond, de boom, de kindhouding, de knie-naar-borsthouding, de held (stap 1), draai A, de hoofdstand (zie algemene opmerkingen).	Alle voorwaartse buigingen, omgekeerde en draaiende houdingen en rugbuigingen.
ASANA'S DIE U MOET VERMIJDEN	De ploeg, schouderstand, hoofdstand en alle andere omgekeerde houdingen of houdingen waarbij er druk op de baarmoeder wordt uitgeoefend.	krachtige voorwaartse buigingen, buigingen van de rug of draaiingen en zijstrekkingen zonder ondersteuning.	Als u ernstige klachten heeft, doe dan rustige oefeningen (kies bijvoorbeeld voor de kalme sessies).
AANBEVOLEN PRANAYAMA- (ADEMHALINGS) OEFENINGEN ZIE HOOFDSTUK 6	Afwisselend neusgatademhaling, *sitali*-ademhaling.	*Ujjayi*-ademhaling, afwisselende neusgatademhaling, *sitali*-ademhaling, verlengde ademhaling en het vasthouden van de ademhaling.	Alle ademhalingsoefeningen die in hoofdstuk 6 worden genoemd.
ALGEMENE OPMERKINGEN	Blijf vooral veel drinken (zie pagina 36, 37) en gebruik minder cafeïne. Meditatie kan een fantastische manier zijn om de symptomen van PMS tegen te gaan – probeer 's ochtends en 's avonds een paar minuten lang te mediteren.	Rugpijn is vaak een symptoom van stress, die door yoga verlicht kan worden – als u het oefenen van houdingen ongemakkelijk vindt, doe dan meditatie-oefeningen of rug-aan-rugademhaling met een partner (zie pagina 127). Als u een ernstige of chronische aandoening aan de ruggengraat heeft, zoals een verschoven wervel, oefen de yogahoudingen dan alleen onder begeleiding van een bevoegd yogatherapeut. Doe de hoofdstand alleen als u de techniek ervan voldoende beheerst en als de hoofdstand contra-indicatie vormt (voor bijvoorbeeld menstruatiepijn)	Spijsverteringsklachten hebben vaak te maken met stress. Alle ontspannende yogaoefeningen, zoals dagelijkse meditatie of de kalme sessie in hoofdstuk 7, kunnen verlichting geven. Alle ademhalingsoefeningen zijn nuttig, omdat ze naast een ontspannende werking ook het gebied van de onderbuik versterken. Probeer de dieetadviezen in hoofdstuk 2 op te volgen. Zorg er bijvoorbeeld voor dat u uw maaltijden in een ontspannen sfeer eet – niet voor de tv, een computerscherm of als u een boek leest.

doeningen

MISSELIJKHEID	SPANNING IN DE BOVEN-RUG, NEK EN SCHOUDERS	HOGE BLOEDDRUK	ARTRITIS
De ploeg- en schouderstand, de vis, de brug, de boom, de berg, de cobra, de adelaar, de wassende maan, en andere draaiende bewegingen.	De adelaar, de opkijkende hond, de kindhouding, de kameel, de cobra, ploeg- en schouderstand en de vis.	De dodenhouding.	Kalme strek-oefeningen, zoals de halve zonnegroet.
Wanneer je je oefeningen 's avonds laat doet, vermijd zware oefeningen en richt je op kalme oefeningen om overbelasting te voorkomen.	Wanneer de spanning is verdwenen, vermijd de ploeg- en schouderstand en de vis.	Vermijd alle omgekeerde en draaiende houdingen.	Vermijd alle houdingen wanneer de gewrichten pijnlijk zijn en gloeien.
Jjjayi ademhaling, de zoemende bij, tel de ademhalingen en adem afwisselend door de neusgaten.	De zoemende bij en tel de ademhalingen.	Enkele kalme ademhalings-oefeningen, zoals afwisselend ademhalen door de neusgaten.	Enkele kalme ademhalings-oefeningen, zoals afwisselend ademhalen door de neusgaten.
Mediteren voordat je 's nachts naar bed gaat is een prima manier om kalmte en balans te vinden tussen geest en lichaam als voorbereiding op de slaap (tenzij je slapeloosheid oorzaak is van een depressie in welk geval je meditatie beter kunt vermijden). Wanneer je het moeilijk vindt om te mediteren, probeer dan een rustig moment te vinden voordat je naar bed gaat – geen tv of radio. Wanneer je in bed ligt zal je ontdekken dat het helpt om je ademhaling te volgen terwijl je in- en uitademt. Probeer alle spanning in je spieren te laten wegvloeien wanneer je in de dodenhouding ligt.	Richt je oefening op complete ontspanning in de dodenhouding (probeer de ademhalingen te tellen in deze houding). Dagelijkse meditatie en rug-aan-rug-ademhaling met een partner (zie pagina 127) kan tevens helpen om de spanningen te verlichten.	Een hoge bloeddruk is een mogelijke ernstige aandoening. Richt de dagelijkse ontspanning en meditatie op je oefeningen en vraag een yogatherapeut naar *asana*-oefeningen die speciaal op jouw situatie zijn afgestemd.	Yoga kan helpen bij de bloedcirculatie en het versoepelen van stijve gewrichten. Maar wees er zeker van dat je rustig ontspant tijdens de *asana's*. Meditatie is nuttig in geval van gewrichtsreuma omdat het je immuunsysteem in balans brengt (gewrichtsreuma is een auto-immuunziekte).

Bibliografie

Tijdschriften

De Spirituele Krant
Haalweide 12
1507 NL Zaandam
tel. 075 6354439

Tijdschrift voor Yoga
Stichting Yoga Publicaties
Antwoordnummer 1948
2000 WC Haarlem

Prana
Uitgeverij Ankh-Hermes Deventer
Smyrnastraat 5
7413 BA Deventer
tel. 0570 678900
fax 0570 624632
ankh-hermes.nl@pi.net
www.base.nl/ankh

Boeken

Yoga voor meer energie
Alistair Livingstone
ISBN 90 443 0077 6

De helende kracht van meditatie
Christopher Titmuss
ISBN 90 443 0039 3

800 manieren om tijd voor jezelf te vinden
Sonya Merali
ISBN 90 443 0002 4

Ontspannen kun je leren
John R. Harvey
ISBN 90 443 0038 5

Oosterse wijsheid
C. Scott Littleton
ISBN 90 443 0040 7

Adressen

020 4976417 voor open dag

NEDERLAND

Raja Yoga Instituut
Pablo Nerudastraat 19
1447 ZJ Purmerend
tel. 0299 643201
rayayoga@xs4all.nl

Stichting Yoga & Vedanta
Welgelegenstraat 15
1012 JC Haarlem
tel. 023 5313969
(telefonisch bereikbaar op werkdagen
tussen 9-12 uur)
fax 023 5318693 (24 uur bereikbaar)

Vereniging Raja Yoga
Regio Utrecht
Oberonsingel 13
3438 DC Nieuwegein

Vereniging van Yogaleerkrachten
Nederland
Galderseweg 33
4855 AE Galder
tel. 076 5653157
(ma, wo, vr 9.30-12 uur)
fax 076 5653157
(buiten telefonische uren bereikbaar)
secretariaat@yoga.VvYN.nl

Yoga Academie Nederland
Zonnekroon 4
3641 LC Mijdrecht
tel. 0297 284597
info@yoga.nl

Yogacentrum De Blikopener
Leo xiii straat 55
5046 KH Tilburg
tel. 013 5350760
fax 013 5356137

Yoga Centrum Utrecht
L. Nieuwstraat 3
3512 PA Utrecht
tel. 030 2290180

BELGIË

Yoga Academie Aalst
Bredestraat 11
8740 Pittem
051 403325

Vormingsscholen voor Yogaleraars
School van Râma Saenen
Lispersteenweg 12 bus6
2530 Boechout
tel./fax. 03 45560 00
rita.bisschops@planetinternet.be

Srî Yogeshwarânanda
Yoga Mahâ vidyâlaya
Otterstraat 7
2800 Mechelen
tel. 015 339379
atma.muni@pandora.be

Vormingsschool voor Yogaleraars van
Paula De Neve
Ringlaan 4
3550 Heusden-Zolder
tel. 011 537347

Register